· 생일체질 ·

생일체질 ·
생일을 알면
해독이 보인다

생일체질한의원장 한의학박사 이주연

도서출판 맑은샘

한의학의 주요치료기법은 대증치료, 체질치료(보약치료), 해독치료
다. 따라서 평소 생일체질보약치료와 생일체질해독치료를 이용하여
진료하고 연구한다.

필자는 6년 전 블로그를 시작하면서 해독치료에 더욱 관심을 가
지고 연구와 임상을 계속적으로 진행해왔다. 그러던 중, 뜻하지 않
은 기회가 찾아왔다. 2014년 5월부터 10월까지 방영된 '한방건강
TV'의 《365건강플러스》라는 프로그램에서 총 20회의 해독강의를
맡게 된 것이다. 강의하기 전 원고를 준비하는 과정에서 그동안의
임상경험과 블로그에 있던 글들을 정리하는 기회가 주어졌고 이를
계기로 한 권의 책을 내게 되었다.

책을 집필할 수 있도록 소중한 기회를 마련해준 제작진에게 고마
움을 전한다.

PART 1

해독

해독이란 인체의 정상적인 생명활동을 방해하는 모든 나쁜 물질이나 기운을 제거하는 것이다.

일반적으로 소식·단식·자연식을 이야기하거나, 거주공간·의복·주방용품·식품첨가물·화학합성약품·세제·입욕제·화장품 등 오염된 생활환경을 개선하는 것을 위주로 한다. 하지만 한의학에서는 해독에 적극적으로 한약을 이용한다. 약해진 해독활동을 한약으로 회복시켜 독소제거능력을 높여 주는 것이다. 특히 만성병은 한약을 이용하여 적극적인 해독을 할 수 있다. 만약 생명에너지가 부족해져서 독소가 쌓인 경우라면 약해진 생명에너지를 적극적으로 회복시켜 해독활동을 촉진해주고, 생명에너지가 부족해지지 않은 상태에서 독소가 쌓인 경우라면 독소의 배출활동을 적극적으로 촉진하여 해독시켜준다.

자세히 살펴보면, 한의학은 자신의 치유능력을 중심으로 질병을 치료한다. 몸이 약한 '허증'은 나의 치유능력이 부족한 것으로 이해할 수가 있으므로 나를 도와주는 것을 중심으로 치료하고, 몸이 약하지 않은 '실증'은 나의 치유능력이 부족하지 않은 것으로 이해할 수 있으므로 독소의 제거를 우선하여 치료한다. 따라서 허증은 약해진 활동력과 면역력을 회복시키는 것이 우선이고, 실증은 에너지나 면역력의 문제보다는 독소의 문제가 더욱 심각하므로, 독소를 적극적으로 배출시키는 것이 우선이다.

chapter 01

나의 생일체질 해독 찾아가기

숫자는 생일(양력)이다. 페이지는 해당하는 체질의 해독에 대한 설명이 있는 곳이다.

편의상 추정진단을 기준으로 분류한다.

(1) 2월 5일~2월 20일 (p016) 냉성 무력체질의 '냉성 대사부족독' 해독

(2) 2월 21일~4월 20일 (p017) 무력체질의 '대사부족독' 해독

(3) 4월 21일~5월 4일 (p018) 열성 무력체질의 '열성 대사부족독' 해독

(4) 5월 5일~5월 20일 (p019) 무력성 열체질의 '대사부족성 열독' 해독

(5) 5월 21일~7월 21일 (p021) 열체질의 '열독' 해독

(6) 7월 22일~8월 6일 (p022) 습성 열체질의 '습성 열독' 해독

(7) 8월 7일~8월 21일 (p023) 염증성 건조체질의 '염증성 어혈독' 해독

(8) 8월 22일~10월 21일 (p024) 건조체질의 '어혈독' 해독

생일을 알면 해독이 보인다

⑼ 10월 22일~11월 6일 (p025) 냉성 건조체질의 '냉성 어혈독' 해독

⑽ 11월 7일~11월 21일 (p026) 건조성 냉체질의 '어혈성 냉독' 해독

⑾ 11월 22일~1월 20일 (p028) 냉 체질의 '냉독' 해독

⑿ 1월 21일~2월 4일 (p029) 무력성 냉체질의 '대사부족성 냉독' 해독

위에서 적은 날짜는 일반적인 것이며 체질을 정확하게 분류하기 위해서는 만세력을 이용하여 해당하는 절기를 찾아야 한다.

chapter 02

몸이 약할 때는 생일보약 해독

대사활동이 부족한 허증의 해독으로서, 에너지를 보충하고 대사를 촉진하여 쌓인 독소를 제거해주는 해독이다. 체질을 이용한 대사촉진해독이 중심이 된다. 대사촉진해독은 대사능력을 높여주는 생일보약을 복용하는 것이 좋다. 생일보약은 기본적인 해독능력을 길러주어, 독소의 유입을 줄이고 독소의 발생을 줄인다. 또한 독소의 배출력을 강화해 독소의 해로운 작용을 줄이는 것이다.

인체는 기본적으로 해독능력을 지니고 있다. 따라서 생명력이 좋은 나이이거나 건강상태가 좋을 때는 해독능력이 좋으므로 어느 정도 독소가 유입되거나 발생하여도 몸에 무리가 되지 않는다. 다만 나이가 들어가거나 건강상태가 나쁠 때는 해독능력이 저하되어 독소의 유입과 발생을 막지 못한다.

예를 들어 젊을 때와 건강이 좋을 때는 몸에 해로운 음식을 먹어도 탈이 잘 나지 않지만, 나이가 들거나 건강이 나쁠 때에는 몸에 해로운 음식을 먹으면 바로 탈이 나는 것과 같은 이치다. 나이가 들거나 건강이 좋지 못하면 해독의 대사능력 역시 떨어지기 때문이다.

이때에는 대사능력을 높여주는 한약을 복용하여 기본적인 해독능력을 길러주어야 한다. 높아진 해독능력이 독소의 유입과 발생을 줄여 주고 독소의 배출을 늘려 주어, 질병의 발생을 예방해주고 또한 잘 치료해 준다.

1. 생일체질별 해독

체질적으로 약한 부분이 기능을 하지 못하여 발생하는 나쁜 기운을, 기능을 회복시켜 주는 생일보약을 이용하여, 제거하는 것이다. 생일보약은 체질적으로 약한 부분을 보충하는 측면과 생명징후를 정상화하는 측면과 면역력을 강화하는 측면을 모두 포함한다.

생일체질에 대한 간략한 설명은 'PART 3 이해하기'에 포함된 '생일체질 이해하기'의 부분에 있다. 만약 생일체질이 생소하신 분들은 체질별 해독을 읽기 전에 '생일체질 이해하기'를 먼저 읽는 것이 좋겠다. 생일체질에 대하여 더욱 자세히 알고 싶으신 분들은《생일을 알면 건강이 보인다》는 책을 읽으면 좋다.

(1) '냉성 대사부족독' 해독 (2월 5일 ～ 2월 20일)

'냉성 무력체질'은 '냉성 대사부족독'을 발생시킨다. 따라서 대사부족으로 발생하는 노폐물인 '대사부족독'이 중심이 되고 찬기운이 대사활동을 방해하는 '냉독'이 조금 섞여 나타난다. 또한 병원성 미생물이나 기생충이 증식하거나 감염되는 '생물독'이 잘 발생한다.

몸이 약해진 허증의 상태에서, 에너지가 부족하고 몸이 차면 에너지를 보충해주고 몸을 따뜻하게 해주는 생일보약을 처방하여 해독한다. 또한 소화력을 강화하는 한약과 발산력을 높이고 면역력을 강화하는 한약을 보충한다.

 • 냉성 무력체질의 해독을 돕는 건강관리

냉성 무력체질의 해독을 돕기 위해서는 에너지 보충이 중요하므로 에너지의 부족을 막기 위하여 활동량을 줄이는 것이 좋다. 에너지 보충은 부영양소와 산소, 수면을 이용하므로 야채와 과일을 충분히 섭취하고 느리고 긴 호흡을 유지하며 마음을 안정시키고 충분한 수면을 취해야 한다. 또한 몸을 따뜻하게 해 주기 위해 찬 음료나 찬 음식을 먹지 말아야 하고 실내온도를 따뜻하게 하는 것이 좋다. 그 밖에도 옷을 따뜻하게 입고 햇볕을 충분히 쐬고 운동과 사우나와 찜질을 적절하게 이용하는 것도 도움이 된다.

특히 인삼차는 에너지를 보충하는 데 효과가 좋고 생강차와 수정과는 냉기를 없애고 몸을 따뜻하게 만든다.

기운이 없고 피곤하면서 감기가 오래가는 냉성 무력체질 환자분이 내원하였다. 체력과 면역력이 약하고 대사능력이 떨어지는 허증의 상태로 콧물, 기침, 감기가 장기간 지속되었다. 면역력이 약해져 생물독을 해독하지 못하는 것이다. 따라서 면역력을 강화하는 것이 중요하다. 면역력을 상승시켜 주고 대사를 촉진하는 생일보약을 중심으로 생물독 해독약과 콧물, 기침을 안정시키는 발산약을 보충하여 처방한다.

(2) '대사부족독' 해독 (2월 21일 ～ 4월 20일)

'무력체질'은 '대사부족독'을 발생시킨다. 따라서 대사부족으로 발생하는 노폐물인 '대사부족독'이 중심이 되어 나타난다.

몸이 약해진 허증의 상태에서, 에너지가 부족하면 에너지를 보충해 주는 생일보약을 처방하여 해독한다. 또한 소화력을 강화하는 한약을 보충한다.

• 무력체질의 해독을 돕는 건강관리

무력체질의 해독을 돕기 위해서는 에너지 보충이 중요하므로 에너지의 부족을 막기 위하여 활동량을 줄이는 것이 좋다. 에너지 보충은 부영양소와 산소, 수면을 이용하므로 야채와 과일을 충분히 섭취하고 느리고 긴 호흡을 유지하며 마음을 안정시키고 충분한 수면을 취한다. 에너지를 보충하기 위해서는 인삼차를 마시는 것이 좋다.

말에 힘이 없고 움직이려 하지 않고 예민하면서 오랫동안 소화가 안 되는 무력체질 환자분이 내원하였다. 체력과 면역력이 약하고 대사능력이 떨어지는 허증의 상태면서 소화장애로 인한 영양독이 발생한 것이다. 이 경우 에너지를 보충하고 소화대사를 촉진하면서 영양독을 해독해야 한다. 따라서 보기하는 생일보약을 기본으로 삼고, 소화력을 촉진하면서 영양독을 해독하는 한약을 처방한다.

(3) '열성 대사부족독' 해독 (4월 21일 ~ 5월 4일)

'열성 무력체질'은 '열성 대사부족독'을 발생시킨다. 따라서 대사부족으로 발생하는 노폐물인 '대사부족독'이 중심이 되고 대사가 과잉되어 나타나는 노폐물인 '열독'이 조금 섞여 나타난다.

몸이 약해진 상태에서, 에너지가 부족하고 약간 뜨거우면 에너지를 보충해주면서 몸을 시원하게 해주는 생일보약을 처방하여 해독한다. 또한 소화력을 강화하는 한약과 흥분과 체온의 상승을 안정시켜 주는 한약을 보충한다.

•열성 무력체질의 해독을 돕는 건강관리

열성 무력체질의 해독을 돕기 위해서는 에너지 보충이 중요하므로 에너지의 부족을 막기 위하여 활동량을 줄이는 것이 좋다. 에너지 보충은 부영양소와 산소, 수면을 이용하므로 야채와 과일을 충분히 섭취하고 느리고 긴 호흡을 유지하며 마음을 안정시키고 충분한 수면을 취한다. 또한 몸을 시원하게 하는 것을 보충하기 위해 수분을 충분히 섭취해주고 실내온도를 시원하게 유지하는 것이 좋고 옷을 시원하게 입거나 명상이나 산책, 휴식을 취하는 것이 도움된다.

열성 무력체질의 에너지를 보충하기 위해서는 인삼차를 마시는 것이 좋고 열기를 없애고 몸을 시원하게 하기 위해서는 녹즙이나 녹차, 결명자차, 국화차를 마신다.

•알레르기 비염 활용 예

평소 소화장애와 알레르기 비염으로 고생하는 열성 무력체질 환자분이 내원하였다. 체력과 면역력이 약하고 대사능력이 떨어지는 허증의 상태면서 소화장애로 인한 영양독과 알레르기 비염이 발생한 것이다. 이 경우 소화대사를 촉진하면서 해독한다. 따라서 보기하면서 소화력을 촉진하는 생일보약을 기본으로 삼고, 열독 해독약과 대사부족독(영양독) 해독약, 그리고 비염을 안정시키는 한약을 함께 처방한다.

⑷ '대사부족성 열독' 해독 (5월 5일 ~ 5월 20일)

'무력성 열체질'은 '대사부족성 열독'을 발생시킨다. 따라서 대사가 과잉되어 나타나는 노폐물인 '열독'이 중심이 되고 대사부족으로 발생하는 노폐물인 '대사부족독'이 조금 섞여 나타난다.

몸이 약해진 상태에서, 뜨겁고 에너지가 부족하면 몸을 시원하게 해주고 에너지를 보충해주는 생일보약을 처방하여 해독한다. 또한 소변을 잘 배출시켜 심장의 흥분을 안정시키는 것이 중요하다.

•무력성 열체질의 해독을 돕는 건강관리

무력성 열체질의 해독을 돕기 위해서는 열을 내려주는 것이 중요하므로 수분을 충분히 섭취해주고 야채와 과일, 해초류를 섭취한다.

또한 실내온도를 시원히게 하고 옷을 시원하게 입는 것이 좋고 명상이나 복식호흡, 산책, 휴식 등으로 마음을 안정시킨다. 또한 부족한 에너지 보충을 배려하기 위해 활동량을 줄이는 것이 좋다. 에너지 보충은 부영양소와 산소, 수면을 이용하므로 야채와 과일을 충분히 섭취하고 느리고 긴 호흡을 유지하며 마음을 안정시키고 충분한 수면을 취한다.

몸의 열기를 없애고 몸을 시원하게 하기 위해서는 녹즙이나 녹차, 결명자차, 국화차를 마시고, 에너지를 보충하기 위해서는 인삼차를 마신다.

•만성적인 설사 활용 예

냄새와 복통이 심하지 않은 설사를 2주간 지속하는 열성 무력체질 환자분이 내원하였다. 냄새와 복통이 심하지 않은 설사는 무력성 설사다. 진찰해보니 몸의 상태도 허약하다. 음식을 소화하고 영양을 흡수하는 소화기계통의 전반적인 활동력을 강화시켜야 한다. 에너지를 보충하여 소화대사를 촉진하고 소변을 통해 수분을 배출해야 한다. 따라서 보기하는 생일보약과 열독과 영양독의 해독약, 그리고 이뇨제를 함께 처방한다.

(5) '열독' 해독 (5월 21일 ～ 7월 21일)

'열체질'은 '열독'을 발생시킨다. 따라서 대사가 과잉되어 나타나는 노폐물인 '열독'이 중심이 되어 나타난다.

몸이 약해진 상태에서 뜨거우면 몸을 시원하게 해주는 생일보약을 처방하여 해독한다. 또한 소변을 잘 배출시켜 심장의 흥분을 안정시키는 것이 중요하다.

• 열체질의 해독을 돕는 건강관리

열체질의 해독을 돕기 위해서는 열을 내려주는 것이 중요하므로 수분을 충분히 섭취해주고 야채와 과일, 해초류를 섭취한다.

또한 실내온도를 시원하게 하거나 옷을 시원하게 입고 명상, 복식호흡, 산책, 휴식으로 마음을 안정시킨다.

열기를 없애고 몸을 시원하게 하기 위해서는 녹즙, 녹차, 결명자차, 국화차가 도움된다.

• 자주 보는 소변 활용 예

피곤하고 늘어지면서 소변을 자주 보는 열체질 환자분이 내원하였다. 진찰해보니 에너지가 부족하고 열이 많은 상태다. 에너지가 부족하면 복부의 장기가 쳐져서 소변을 자주 보고 열이 많으면 신경이 흥분을 잘해서 소변을 자주 본다. 이 경우 에너지를 보충하면서 열독을 해독한다. 따라서 에너지를 보충해주는 생일보약과 열독 해독약을 함께 처방한다.

⑹ '습성 열독' 해독 (7월 22일 ~ 8월 6일)

'습성 열체질'은 '습성 열독'을 발생시킨다. 따라서 대사가 과잉되어 나타나는 노폐물인 '열독'이 중심이 되고 수분이 정체되는 '습독'이 조금 섞여 나타난다.

몸이 약해진 상태에서, 뜨겁고 습하면 몸을 시원하게 해주고 습기를 제거하는 생일보약을 처방하여 해독한다. 또한 소변을 잘 배출시켜 심장의 흥분을 안정시키는 것이 중요하다.

• 습성 열체질의 해독을 돕는 건강관리

습성 열체질의 해독을 돕기 위해서는 열을 내려주는 것이 중요하므로 수분을 충분히 섭취해주고 야채와 과일, 해초류를 섭취한다.

또한 실내온도를 시원하게 하고 옷을 시원하게 입고 명상, 복식호흡, 산책, 휴식으로 마음을 안정시킨다. 또한 습기의 제거를 보충하기 위해 통풍이 잘되는 곳에 거처하고, 통풍이 잘되는 옷을 입고 반신욕과 적절한 운동을 한다.

생일을 알면 해독이 보인다

열기를 없애고 몸을 시원하게 하기 위해서는 녹즙, 녹차, 결명자차, 국화차를 마시고, 습기를 제거하기 위해서는 박하차, 깻잎차, 옥수수 수염차, 차전자차를 마신다.

• 부종 활용 예

뚱뚱하고 피부가 희면서 부종이 있는 습성 열체질 환자분이 내원하였다. 맥이 약하고 기운이 없다. 에너지 부족으로 인한 순환장애로 부종이 발생한다. 이 경우 에너지를 보충하여 순환을 촉진하면서 습독을 해독한다. 따라서 보기하는 생일보약과 습독 해독약을 함께 처방한다.

(7) '염증성 어혈독' 해독 (8월 7일 ~ 8월 21일)

'염증성 건조체질'은 '염증성 어혈독'을 발생시킨다. 따라서 혈관에 장애가 나타나는 '어혈독'이 중심이 되고 점막에 염증을 발생시키는 '습열독'이 조금 섞여 나타난다.

몸이 약해진 상태에서, 건조하고 염증기가 조금 남아 있으면 혈관을 안정화시키고 습열를 제거하는 생일보약을 처방하여 해독한다. 또한 순환을 촉진하는 것이 중요하다. 여기에 더하여 소변을 잘 배출시켜 심장의 흥분을 안정시킨다.

염증성 건조체질의 해독을 돕기 위해서는 혈관을 안정화시키고 건조한 것을 줄이는 것이 중요하므로 들기름이나 올리브유 등의 질 좋은 식물성기름과 견과류를 충분히 섭취한다. 또한 전신을 이용한 유산소 운동과 반신욕, 사우나 찜질을 적당히 하는 것이 좋다. 염증을 개선하는 것을 보충하기 위해서는 통풍이 잘되는 곳에 거처하고 통풍이 잘되는 옷을 입고 복식호흡과 명상으로 마음을 안정시킨다.

건조증을 없애기 위해서는 맥문동차, 오미자차를 마시는 것이 좋고 염증을 없애기 위해서는 녹즙, 녹차, 박하차, 국화차를 마신다.

•결막염 활용 예

만성결막염을 앓고 있는 염증성 건조체질 환자분이 내원하였다. 피곤하고 기운이 없고 수면장애가 있다. 면역력 부족으로 인한 만성감염증이다. 이 경우 면역력을 보충해주면서 생물독을 해독한다. 따라서 면역력을 높여 주는 생일보약과 생물독 해독약을 함께 처방한다.

(8) '어혈독' 해독 (8월 22일 ~ 10월 21일)

'건조체질'은 '어혈독'을 발생시킨다. 따라서 혈관에 장애가 나타나는 '어혈독'이 중심이 되어 나타난다.

몸이 약해진 상태에서, 건조하면 몸을 윤택하게 해주는 생일보약을 처방하여 해독한다. 또한 순환을 촉진시키는 것이 중요하다.

건조체질의 해독을 돕기 위해서는 건조한 것을 줄이는 것이 중요하므로 들기름이나 올리브유 등의 질 좋은 식물성기름과 견과류를 충분히 섭취한다. 전신을 이용한 유산소 운동과 반신욕, 사우나 찜질을 적당히 하는 게 좋다.

건조증을 없애기 위해서는 맥문동차나 오미자차를 마신다.

• 어지러움 활용 예

힘이 없고 얼굴이 창백하고 어지러운 건조체질 환자분이 내원하였다. 혈이 부족해서 오는 구화증(식욕은 좋지만 먹으면 소화가 안 되고 더부룩한 증상)과 변비와 불면증이 함께 나타난다. 이 경우 혈을 보충하고 대변으로 어혈을 제거한다. 따라서 보혈하는 생일보약과 어혈독 해독약을 처방한다.

⑼ '냉성 어혈독' 해독 (10월 22일 ~ 11월 6일)

'냉성 건조체질'은 '냉성 어혈독'을 발생시킨다. 따라서 혈관에 장애가 나타나는 '어혈독'이 중심이 되고 생명활동이 약해지는 '냉독'이 조금 섞여 나타난다.

몸이 약해진 상태에서, 건조하고 차가우면 몸을 윤택하게 해주고 따뜻하게 해주는 생일보약을 처방하여 해독한다. 또한 순환을 촉진시키는 것이 중요하다.

•냉성 건조체질의 해독을 돕는 건강관리

냉성 건조체질의 해독을 돕기 위해서는 건조한 것을 줄이는 것이 중요하므로 들기름과 올리브유 등의 질 좋은 식물성기름과 견과류를 충분히 섭취한다. 전신을 이용한 유산소 운동과 반신욕, 사우나 찜질도 적당히 하는 것이 좋다. 또한 몸을 따뜻하게 해 주기 위해 찬 음료나 찬 음식을 먹지 말아야 하고 실내온도를 따뜻하게 하고 옷을 따뜻하게 입는 것이 좋다. 그밖에 햇볕을 쐬고 운동과 사우나와 찜질을 적절하게 이용하는 것도 좋다.

건조증을 없애기 위해서는 맥문동차와 오미자차를 마시고 몸을 따뜻하게 하기 위해서는 생강차와 수정과를 마신다.

•찬 손발 활용 예

얼굴이 창백하면서 손발이 찬 냉성 건조체질 환자분이 내원하였다. 맥이 가늘고 약하고 혈허증상인 구화증과 변비가 있다. 혈이 부족해도 손발이 차다. 여기에 냉독이 약간 겹쳤다. 이 경우 보혈을 해주면서 냉기를 제거한다. 따라서 보혈하는 생일보약과 냉독을 해독하는 한약을 처방한다.

⑩ '어혈성 냉독' 해독 (11월 7일 ~ 11월 21일)

건조성 냉체질은 어혈성 냉독을 발생시킨다. 따라서 생명활동이 약해지는 '냉독'이 중심이 되고 혈관에 장애가 나타나는 '어혈독'이 조금 섞여 나타난다.

몸이 약해진 상태에서, 냉하고 건조하면 몸을 따뜻하게 해주고 윤택하게 해주는 생일보약을 처방하여 해독한다. 또한 체온을 상승시키고 발산력을 높여주는 것이 중요하다. 여기에 더하여 순환을 촉진한다.

•건조성 냉체질의 해독을 돕는 건강관리

건조성 냉체질의 해독을 돕기 위해서는 몸을 따뜻하게 하는 것이 중요하므로 찬 음료나 찬 음식을 먹지 말아야 하고 실내온도를 따뜻하게 하고 옷을 따뜻하게 입고 햇볕을 쐬거나 운동, 사우나, 찜질을 적절하게 이용하는 것이 좋다.

건조함을 줄이는 것을 보충하기 위해 들기름, 올리브유 등의 질 좋은 식물성기름과 견과류를 충분히 섭취한다. 그리고 전신을 이용한 유산소 운동과 반신욕, 사우나 찜질을 적당히 한다.

몸을 따뜻하게 하기 위해서는 생강차와 수정과를 마시고 건조증을 없애기 위해서는 맥문동차와 오미자차를 마신다.

•피로, 기미 활용 예

피로하면서 기미가 심한 건조성 냉체질 환자분이 내원하였다. 마르고 체력이 약하다. 수면장애도 있고 변비와 소화장애가 있다. 혈허증이므로 혈을 보충하면서 피부 쪽으로 순환을 촉진하고 발산력을 강화하여 어혈독을 제거해야 한다. 보혈해주는 생일보약과 발산을 통한 해독약을 처방한다.

⑾ '냉독' 해독 (11월 22일 ～ 1월 20일)

냉체질은 냉독을 발생시킨다. 따라서 생명활동이 약해지는 '냉독'이 중심이 되어 나타난다.

몸이 약해진 상태에서, 차가우면 몸을 따뜻하게 해주는 생일보약을 처방하여 해독한다. 또한 발산력을 높여준다.

• 냉체질의 해독을 돕는 건강관리

냉체질의 해독을 돕기 위해서는 몸을 따뜻하게 하는 것이 중요하므로 찬 음료나 찬 음식을 먹지 말아야 하고 실내온도를 따뜻하게 하고 옷을 따뜻하게 입는 것이 좋다. 그 밖에도 햇볕을 쐬고 운동, 사우나, 찜질을 적절하게 이용하는 것이 좋다. 몸을 따뜻하게 하려면 생강차와 수정과를 마신다.

• 불면증 활용 예

손발이 차고 추위를 많이 타고 불면증으로 고생하는 냉체질 환자분이 내원하였다. 맥이 약하고 입술과 얼굴이 창백하고 가슴이 두근거리고 변비가 있다. 변비와 불면증은 혈허증의 대표적인 증상이다. 거기에 냉증이 겹쳤다. 이 경우 보혈하면서 배와 손발을 따뜻하게 해 주어야 한다. 따라서 보혈해주는 생일보약과 냉독을 해독하는 한약을 처방한다.

⑫ '대사부족성 냉독' 해독 (1월 21일 ~ 2월 4일)

무력성 냉체질은 대사부족성 냉독을 발생시킨다. 따라서 생명활동이 약해지는 '냉독'이 중심이 되고 대사부족으로 발생하는 노폐물인 '대사부족독'이 조금 섞여 나타난다.

몸이 약해진 상태에서, 냉하고 에너지가 부족하면 몸을 따뜻하게 해주고 에너지를 보충해주는 생일보약을 처방하여 해독한다. 또한 체온을 상승시키고 발산력을 높여주는 것이 중요하다.

• 무력성 냉체질의 해독을 돕는 건강관리

무력성 냉체질의 해독을 돕기 위해서는 몸을 따뜻하게 하는 것이 중요하므로 찬 음료나 찬 음식을 먹지 말아야 하고 실내온도를 따뜻하게 하거나 옷을 따뜻하게 입는 것이 좋다. 그 밖에도 햇볕을 쐬고 운동, 사우나, 찜질을 적절하게 이용하는 것이 좋다.

에너지 보충을 배려하기 위해 불필요한 활동을 줄여 에너지의 낭비를 막는다. 에너지 보충은 부영양소와 산소, 수면을 이용하므로 야채와 과일을 충분히 섭취하고 느리고 긴 호흡을 유지하며 마음을 안정시키고 충분한 수면을 취한다.

냉기를 없애고 몸을 따뜻하게 하기 위해서는 생강차와 수정과를 마시고 에너지를 보충하기 위해서는 인삼차를 마신다.

가슴이 두근거리면서 숨쉬기가 어려워지는 무력성 냉체질 환자분이 내원하였다. 어지럽고 잠을 설치고 맥이 가늘고 기운이 없다. 또 손발이 차고 아랫배가 냉하다. 혈이 부족하여 심장이 약해지고 심장성 천식이 발생했고 혈허증에 냉증까지 겹쳤다. 이 경우 혈을 보충하여 심장을 튼튼하게 함으로써 호흡이 좋아질 수 있다. 또한 손발과 아랫배를 따뜻하게 해 준다. 따라서 보혈해주는 생일보약과 냉독을 해독하는 한약을 처방한다.

2. 생일보약을 이용

생일보약을 이용하는 해독은 생일체질해독의 핵심이다. 생일보약을 이용하여 에너지를 보충하고 대사를 촉진시켜 해독한다. 에너지 부족으로 인한 독소의 발생은 독소의 제거보다는 에너지의 보충이 해독의 요점이 된다. 부족한 에너지를 보충하면 해독력이 회복되어 저절로 해독되기 때문이다. 따라서 에너지 부족으로 인한 독소들을 제거하는 해독능력을 기르기 위해서는 한의학적으로 에너지를 보충하는 보기, 보혈, 보음, 보양에 대하여 알아두어야 한다.

먼저 무력체질은 에너지가 부족한 체질이므로 에너지를 보충하여 해독력을 높이는 보기성 생일보약을 처방하고, 열체질은 열이 많은 체질이므로 차가운 기운을 보충하여 해독력을 높이는 보음성 생일보약을 처방한다. 건조체질은 몸을 촉촉하게 해주는 영양물질이 부족한 체질이므로 영양물질을 보충하여 해독력을 높이는 보혈성 생일보약을 처방하고, 냉체질은 냉기가 많은 체질이므로 열기를 보충하여 해독력을 높여 주는 보양성 생일보약을 처방한다.

(1) 생일보약을 이용하는 이유

에너지 부족으로 인한 독소의 발생은 독소의 제거보다는 에너지의 보충이 중요하다. 부족한 에너지를 보충하면 해독력이 회복되어 저절로 해독되기 때문이다.

몸이 약해지는 원인 중에서 제일 중요한 것이 체질적으로 약하게 타고나는 부분이다. 이부분을 보강해 주어야 해독 효과가 좋다. 이 부분을 효과적으로 보강해주는 한약은 체질별 생일보약이다. 따라서 자신의 체질에 맞는 생일보약을 이용하여 에너지를 보충하고 대사를 촉진시켜 해독한다.

(2) 생일보약을 이용하는 기준

생일보약을 이용한 대사촉진해독법을 선택하는 기준은 맥과 증상이다. 맥은 심장의 박동인 맥박이 약하고 맥의 굵기가 미세한 것을 기준으로 삼고, 증상은 몸에 기운이 없고, 말에 힘이 없고, 활동이 게으르고, 복직근이 무력한 것을 기준으로 삼는다.

(3) 에너지 보충을 위한 건강관리법

휴식과 수면과 영양보충으로 에너지를 보충한다. 영양보충은 탄수화물, 단백질, 지방의 주영양소 보충은 피하고 비타민, 미네랄, 식이섬유, 효소 등의 부영양소 보충이 중요하다.

또한 이 중에서 제일 중요한 것은 수면의 정상화다. 에너지부족증은 수면장애로 인하여 제일 많이 발생하기 때문이다. 수면에 문제가 있으면 에너지부족증이 심해지고 허증성 독소가 쌓이게 되어 2자적으로 관련 질병들이 발생하게 된다.

따라서 에너지를 보충하여 해독하기 위해서는 충분하고 깊은 수면을 취하는 것이 좋고, 부영양소 위주의 식사를 해야 하며, 충분한 휴식을 취해야 한다.

3. 몸이 약할 때 이용

몸이 약할 때는 약해진 몸을 회복시키는 것이 우선이다. 약해진 몸이 회복되면 해독활동은 저절로 이루어진다.

(1) 몸이 약할 때란?

몸이 약한 것을 한의학에서는 '허증'이라고 한다. 허증은 생명활동이 침체되는 것으로 대사에너지가 부족한 상태다. 산소와 영양이 혈액으로 들어오는 기능도 떨어지고, 혈액의 정화기능도 떨어지고, 세포까지

생일을 알면 해독이 보인다

전달되는 순환력도 떨어지고, 세포의 대사활동도 떨어지는 것이다.

허증에서는, 독소와 같은 '비정상적인 기운'의 문제를 해결하는 것보다 부족해진 '정상적인 기운'의 문제를 해결하는 것이 우선이다. 다시 말해서 건강을 회복하기 위해선, 과잉된 '비정상적인 기운'을 제거하는 것보다 약해진 정상기운을 회복시켜 주는 것이 더욱 중요하다. 이때에는 면역력도 부족하다.

몸이 약한 '허증'이 발생하는 원인을 크게 세 가지로 나누어 살펴본다.

첫째는 노화다.

기본적으로 사람은 20대 중반이 되면 노화가 시작된다. 생명활동의 전성기는 20대 중반에 도달되며 그 이후에는 생명활동이 저절로 약해지기 시작한다. 몸의 재생력이 떨어지고 에너지가 충전이 되지 못하고 자꾸만 약해지는 것이다. 50대 초반을 전후하여 이루어지는 갱년기를 거치면서 노화의 속도는 더욱 빨라진다. 노화로 인해 발생하는 나쁜 물질이나 기운을 노화독이라 할 수 있다. 하지만 노화독은 따로 존재하는 것이 아니라, 기존의 영양독·노폐물독·부패균독·피로독·스트레스독·체질독 등이 노화되는 과정에서 더욱 심해지는 것이다.

둘째는 피곤한 생활이다.

사람은 수면 중에 에너지를 보충하고 몸을 재생한다. 아침이 되면 재생된 몸으로 다시 육체적 활동을 시작한다. 이 활동으로 음식을 마련하고, 에너지의 자원을 흡수하고, 혈액 속으로 순환시킨다. 저녁에는 낮에 얻은 에너지를 인체 내에 저장하고 세포들을 재생한다. 이러한 활동을 반복하면서 생명을 이어간다.

만약에 영양의 보충이 부족해지거나, 영양의 소비가 과잉되거나, 혈액의 해독과 세포의 재생이 충분히 이루어지지 않으면 생명활동이 약해지게 되어 허약증이 발생하게 된다.

셋째, 선천적으로 허약한 부분을 보호하지 못한 것이다.

체질적으로 취약한 부분은 어릴 적부터 약하다. 이 약한 부분은 지속적으로 보호해주어야 하는데 보호를 잘 해 주지 못하면 더욱 약해지고, 다른 부분까지 파급되어 여러 질병이 발생하게 된다.

허증에 의해서 발생하는 독소는 에너지가 부족해져서 세포의 활동이 저하될 때 저절로 발생하는 독소들로서 대사부족독이라 할 수 있다. 체질적으로는 무력체질에서 많이 발생한다. 종류가 다양하지만 노화독·피로독·체질독이 대표적인 허증의 독소다.

(2) 에너지보충이 우선

사람의 질병은 크게 '생명활동이 잘 이루어지는 상태에서 발생한 것이냐', '생명활동이 잘 이루어지지 못한 상태에서 발생한 것이냐'로 나누어진다. 독소의 발생도 이와 같다. 생명활동이 정상적으로 이루어지지 못하면, 영양은 소비되지 못하여 영양독이 쌓이고, 노폐물이 배출되지 못하여 노폐물독이 쌓인다. 이때에는 독소의 문제가 단순하게 독소만의 문제가 아니고, 생명활동이 정상적으로 이루어지지 못하는 것이 더욱 중요한 문제가 된다. 정상적인 생명활동의 바탕이 되는 에너지의 부족이 근본적인 문제인 것이다. 다시 말해서 생명활동의 에너지가 부족해져서 독소가 발생하는 것이다. 이때에는 단순하게 독소만을 배출시키려는 노력보다, 에너지를 보충하여 생명활동을 정상화시키고 정상화된 활동이 스스로 독소를 배출시키도록 유도하는 것이 중요하다.

에너지를 보충하여 약해진 생명활동을 촉진하는 방법으로 치료하는 것을 보법이라고 한다. 이처럼 에너지를 보충하여 해독활동을 촉진할 경우에는 보약이 해독약의 역할을 한다. 전문영양물질을 이용하여 에너지를 보충하고, 에너지가 보충되면 생명활동이 촉진되고, 생명활동이 촉진되면 치유능력과 면역력이 활성화되고, 치유능력과 면역력이 활성화되면 그 결과로 해독되는 것이다. 허약해져서 발생하는 독소를 보약을 이용하여 해독하는 것은 한의학만이 지닌 장점이자 특성이다.

또한 허증의 중심엔 체질이 자리한다. 체질적으로 타고나는 약한 부분이 가장 중요한 허증의 원인이 된다. 따라서 체질적으로 타고난 약한 부분을 중심으로 보충하고, 생명활동의 중심인 '생명징후'의 문제를 바로잡아, 면역력이 강화되면 해독활동이 극대화된다.

㉮ 생일체질 배려

사람이 약해지는 원인은 다양하다. 하지만 약해지는 결과는 체질적으로 취약한 부분과 관련이 되어 나타난다. 따라서 체질적으로 취약한 부분의 보충을 중심으로 에너지를 보충시켜야 효과가 좋다.

㉯ 생명징후의 개선

생명징후는 생명활동의 근본인 호흡 소화 수면 배설이다. 생명징후로 삼을 수 있는 기본적인 생명활동에 문제가 있으면 해독력 상승에 방해가 일어난다. 따라서 에너지가 보충되는 활동과 관련한 생명징후를 함께 바로잡아 주어야 한다. 만약 생명징후가 바로 잡혀서 생명활동이 활발해지면 해독력은 극대화된다.

•호흡개선

비강의 상태에 문제가 있으면 비강의 상태를 개선하는 한약을 처방한다.

• 소화개선

음식으로 인한 독소의 생성이 제일 많으므로, 소화개선은 해독치료의 첫걸음이 될 수 있다. 식욕이 떨어지고 소화력이 약하면 식욕을 촉진하고 소화력을 강화시켜 주는 생일보약을 처방한다. 소화기능을 정상화시켜 소화장애로 인한 독소의 생성을 막고 기존의 영양독의 해독작용을 돕는다. 소화개선을 돕기 위하여 꼭꼭 씹어먹고, 따뜻하게 먹고, 물따로 밥따로 먹고, 소식하고, 단식 금식을 이용한다.

만약 소화 활동이 약해지면, 음식의 부패를 유발할 수 있고, 독소 물질의 분해가 어려우며, 대장의 대사에 부담을 줄 수 있다.

• 수면개선

잠에 문제가 있으면 잠을 잘 자게 하는 생일보약을 처방하고, 부교감신경을 자극하는 침 치료와 아랫배에 뜸치료를 한다. 잠자기가 개선되면 해독활동이 강화된다.

수면개선을 위하여 낮의 육체적 활동을 늘리고 저녁에 졸리면 바로 자는 것이 좋다.

• 배설개선

땀 소변 대변의 배설에 문제가 있으면 땀 소변 대변의 배설을 촉진하는 생일보약을 처방한다. 특히 대변의 배설에 문제가 있는 것이 가장 나쁘므로 대변의 개선이 제일 중요하다.

㉱ 면역력 강화

해독의 중심은 면역력이다. 따라서 면역력이 상승하면 해독력이 상승한다. 면역력이 상승하려면 생명징후가 정상화되어야 하고 그중에서 특히 수면이 개선되어야 한다. 이 외에 체온상승이 중요하다.

면역력을 상승시키기 위해서 체온을 상승시켜 주는 생일보약을 처방한다. 특히 아랫배가 냉하거나 순환장애가 있을 때 아랫배를 따뜻하게 해주는 생일보약을 처방하는 것이 중요하다. 몸이 따뜻해지면 전반적인 대사활동이 향상되고 면역력이 강화된다. 생일보약과 함께 아랫배에 뜸과 침 치료를 해주는 것이 좋다. 찬 것을 먹지 않고 따뜻하게 섭취하고 운동을 하는 것이 도움된다.

또한 면역력은 생물독의 해독에 가장 중요한 요소다. 생물독소는 병원성 미생물과 기생충이다. 바이러스는 면역력을 높여서 해독한다. 박테리아와 리케차는 면역력과 항생제로 해독한다. 기생충은 면역력과 구충제로 해독한다. 따라서 생물독을 해독할 때는 면역력을 높여주는 생일보약을 복용하는 것이 좋다.

생일을 알면 해독이 보인다

chapter 03

몸이 약하지 않을 때는
생일해독탕 해독

맥이 실하고 기운이 약하지 않고 면역력이 부족하지 않은 상태인 '실증'을 해독하는 것으로, 생일해독탕을 이용한 대사촉진해독이다. 에너지의 부족증이 없을 때, 에너지의 보충없이 독소의 배출에만 집중하는 방법이다. 독소의 배출력을 강화시켜 해독한다.

1. 독소의 특성별 해독

(1) 독소별 해독

독소의 특성을 이해하여, 그 특성에 따라 가장 빠르게 배출시키는 해독법을 이용하여 독소를 제거한다. 독소들을 특성에 따라 기화성독소·식이섬유친화성독소·수용성독소·파동성독소로 나누고 각각의 독소들을 해독한다.

㉮ 기화성 독소의 해독

이는 기화성 독소들의 해독법이다. 휘발성을 지닌 독소들로써 주로 호흡과 피부로 배출된다. 발산력을 높여주는 생일해독탕을 이용한다. 산소호흡을 통하여 발생하는 활성산소를 예로 들면서 기화성 독소의 해독을 설명한다.

기화성 독소를 해독하기 위해서는 유리라디칼인 활성산소의 발생을 억제하고, 배출을 강화하고, 중화를 유도할 뿐만 아니라, 동시에 중금속인 유해미네랄을 배출하는 것이 중요하다. 몸속에 유해미네랄이 남아 있을 때는 그것이 활성산소를 발생시킬 가능성도 있다. 따라서 활성산소를 제거하기 위해서는 유해미네랄을 제거해주어야 한다. 또한 적극적으로 활성산소의 발생을 억제하기 위해서 항산화 영양소를 공급하는 것도 중요하다.

이런 까닭에, 활성산소의 해독법은 호흡, 체온, 면역력을 이용한 생활요법과 항산화영양소인 파이토캐미칼의 부영양소를 섭취하는 식이요법을 이용한다. 또한 유해미네랄을 적극적으로 배출시킨다.

생활요법과 식이요법을 간단히 살펴본다.
　㉠ 명상, 요가, 복식호흡, 운동, 육체적 활동을 이용하여 깊은 호흡을 하게 되고, 호흡으로 인한 배출력을 높인다.

ⓛ 운동, 육체적 활동, 사우나, 찜질방을 이용하여 체온을 높이고 생리활동을 증가시키고 호흡과 피부를 통한 배출력을 높인다.

ⓒ 충분한 수면으로 심리적·육체적인 안정을 취하고 체온을 높이고 효소, 비타민, 미네랄을 충분히 공급하여 면역력을 높여, 활성산소를 잡아먹거나 중화시키는 대식세포의 활동력을 높인다.

ⓔ 기화성 독소의 주요유입원인이 될 수 있는 흡연을 금한다.

ⓜ 유해미네랄의 주요배출통로인 대변과 소변을 이용하여 적극적으로 유해미네랄을 제거한다.

배출력을 높이기 위해 땀빼기를 이용한다. 땀 빼기와 함께 배출을 도와주는 생활습관은 피부의 유해물질이 접촉하는 것을 차단하는 유해물질접촉 차단하기와 자연환경으로 돌아가는 생활환경 개선하기가 있다.

땀이 나려면 심장이 흥분해야 하고, 체온이 올라야 하고, 숨이 빨라져야 하고, 땀구멍이 열려야 하고, 전해질과 수분이 배출되어야 한다. 그러므로 심장과 폐가 약하거나 평소에 탈수경향이 있거나 허약한 경우에는 이용하기 어렵다.

㉯ 식이섬유친화성 독소의 해독

이는 식이섬유친화성 독소들의 해독법이다. 주로 대변으로 배출한다. 변비가 있을 때 이용하기 좋은 방법이다. 식이섬유를 충분히 섭취하면서, 대변의 배출력을 높여주는 생일해독탕을 이용한다. 식이섬유 친화성 독소는 영양과잉, 유해미네랄, 노폐물, 지방, 담즙 등 식이섬유와 함께 대변으로 배출되는 모든 독소를 포함한다.

유해미네랄은 대표적인 독소다. 따라서 유해미네랄의 해독과정을 이해하는 것이 전체적인 해독을 이해하는 데 도움이 되므로 자세히 살펴보기로 한다.

유해미네랄은 주로 다섯 곳을 통해 배출된다. 가장 많이 배출하는 쪽은 대변이다. 약 75%의 유해미네랄이 대변을 통해 음식에서 발생한 노폐물 또는 가스와 함께 배출된다. 따라서 대변이 내장안에 쌓이지 않게 하고 활발히 배출시키는 것이 중요하다.

다음으로 많은 것이 소변으로, 약 20%가 배출된다. 혈액이 콩팥으로 돌아 나갈 때 몸에 필요한 것과 불필요한 노폐물이 분리되는데, 이때 유해미네랄도 노폐물과 함께 수분에 섞여 배출되는 것이다.

다음은 땀이다. 땀을 통해서는 3%가 배출된다. 인간은 운동하지 않아도 매일 1리터 정도의 땀을 흘린다. 땀샘을 통해 나오는 땀의 주요기능은 체온조절인데, 해독에서는 피지샘을 통해 나오는 땀이 중요하다. 유해미네랄을 함유한 노폐물이 피지샘을 통해 배출되기 때문이다.

모발과 손발톱의 경우는 극히 소량이다. 각각 1% 정도의 유해미네랄이 이곳을 통해 배출된다. 모발로는 혈액에 포함된 일부 미네랄이 배출되는데, 해독요법을 시작하면 유해미네랄 배출량이 일시적으로 증가한다.

식이섬유친화성 독소들에 대한 해독의 중심은 식이섬유다. 식이섬유는 변의 양을 증가시키고 대장의 근육을 자극함으로써, 통과속도를 빠르게 한다. 또한 물을 보유하는 성질이 있어 변을 부드럽게 해준다. 만약 식이섬유를 너무 적게 섭취하면 변의 양이 부족해져 변비가 되기 쉽다. 따라서 대변을 통하여 식이섬유친화성 독소들을 잘 배출하기 위해서는 식이섬유의 충분한 섭취가 중요하다. 식이섬유에 지방질과 담즙, 노폐물, 영양과잉, 유해미네랄이 흡착되어 함께 대변으로 배출되기 때문이다.

식이섬유는 사람이 소화할 수 없는 다당류를 말하며 주로 식물성식품인 곡류, 채소, 과일에 들어 있다. 보통의 식이섬유 권장량은 섭취영양의 1,000kcal당 12g이므로, 보통 12세 이상의 남자는 25g이고 12세 이상의 여자는 20g이다.

식이섬유는 씹는 활동과 침 분비를 증가시키고 포만감을 증가시키며, 위가 천천히 비워지게 해준다. 또한 소장에서 영양소 흡수를 느리게 하고, 대장에서 일부 영양소의 배설량을 증가시키고, 인슐린분비를 감소시키며, 체내지방합성을 감소시키고 분해는 증가시킨다. 이에 따라 과다한 영양의 흡수를 막음으로써 비만을 예방하고 당뇨병을 조절하고 혈중콜레스테롤을 감소시킨다.

또한 식이섬유에 함유된 수분 때문에 장에 있는 유해미네랄이 희석되고 유해미네랄과 직접 결합하여 흡수되지 못하게 막는 동시에 배설시킨다. 식이섬유는 부피가 크므로 장의 연동작용을 활발히 함으로써 음식물이 장을 빨리 통과하도록 유도하는데, 이때 대장세포가 유해미네랄과 접촉할 기회를 줄이기 때문에 유해미네랄의 유입을 억제한다.

유해미네랄 대다수가 대변을 통해서 배출된다. 하지만 유해미네랄의 해독효과를 높이기 위해서는 유해미네랄의 새로운 유입을 차단하면서도 유해미네랄의 해독작용을 돕는 필수미네랄을 골고루 충분히 보충하는 방법을 이용한다. 특히 배출능력이 약한 경우에는 적극적으로 유해미네랄을 제거해주는 생일해독탕과 생일해독환을 복용한다.

배설하기는 장에서 흡수되기 전에 배출시키므로 인체에 유입되기 전부터 차단하는 효과가 있으며, 간에서 분해되는 지방성분, 노폐물, 독소들의 찌꺼기인 담즙을 효과적으로 배설하고, 장에서 정체하는 음식물의 찌꺼기를 적극적으로 배출시키는 효과가 있다. 따라서 지방성분의 과다로 인한 비만, 대사장애, 노폐물정체로 인한 기능저하, 피로, 독소로 인한 대사장애 등으로 나타나는 대사장애증후군 등을 적극적으로 치료한다. 이와 유사한 방법으로 해독쥬스와 발효식품, 유산균의 섭취가 최근 유행하고 있다.

대변으로 배설하기를 도와주는 습관은 운동하기, 따뜻하게 하기, 해초류 섭취하기, 식이섬유 섭취하기 등이 있다.

단, 제품으로 된 식이섬유 섭취 시에 주의해야 할 점은 다량의 수분 섭취가 필요하다는 것이다. 물을 많이 먹지 않으면 분변이 매우 단단해져 배변이 어려워지기 때문이다.

영양 상태가 나쁠 때에도 식이섬유 섭취에 조심해야 한다. 칼슘, 아연, 철분 등의 중요한 무기질과 결합하여 흡수를 방해할 수 있기 때문이다.

그밖에 피로가 심하고 무력하거나 소화기의 기능이 너무 약한 경우에도 식이섬유 섭취에 조심해야 한다. 식이섬유를 섭취하면 무기력한 몸과 위장이 식이섬유를 감당하지 못하기 때문이다.

더욱이 식이섬유는 장운동을 활성화하고 배변을 촉진하므로 한의학에서는 하제로 분류될 수 있으며, 기운을 소모하기도 한다.

이러한 이유로 한약을 탕제로 복용한다. 물에 추출된 한약은 확산의 방식으로 바로 흡수된다. 아플 때 음식 섭취는 제한하더라도 물은 섭취해야 하고, 물에 녹아 있는 한약은 소화흡수의 과정에서 에너지를 최소로 소비하고 필요한 한약을 흡수할 수 있는 방법이기 때문이다. 따라서 맥이 무력하거나 위장의 기능이 현저하게 약한 경우에는 섬유소의 섭취를 제한하는 것이 좋다.

㉮ 수용성 독소의 해독

이는 수용성 독소들의 해독법이다. 주로 소변으로 배출한다. 수습 정체와 부종, 냉증이 있는 경우에 좋은 해독법이 될 수 있다. 소변의 배출력을 높이는 생일해독탕을 이용한다. 수용성 독소는 수습과 수분에 용해되어 대사되는 모든 노폐물질을 포함한다.

수용성 독소들은 수분대사를 이용하므로 적절하고 충분한 수분섭취가 이루어져야 한다. 이때는 맹물이 최고다. 여기에 더하여 소변배출에 도움을 주는 부영양소들을 함께 섭취해야 한다. 또한 녹차, 홍차, 옥수수수염차, 수박, 질경이씨차 등을 마시면 도움이 된다.

물 섭취를 늘려야 할 때는 날씨가 더울 때, 땀이 날 때, 열이 날 때, 운동을 할 때, 장시간 비행기를 탈 때, 겨울철 난방을 많이 할 때, 설사나 구토가 있을 때다.

고열, 설사, 과도한 발한이 장기간 계속될 때 수분 섭취가 모자라면 탈수가 된다. 일단 심한 탈수를 겪으면 신장기능에 영구적 손상이 초래되므로, 해독뿐만 아니라 신장의 기능을 보호하기 위해서라도 충분한 수분의 섭취가 중요하다.

물의 문제는 비단 마시는 물뿐만 아니라 찌개나 된장국 등의 요리

생일을 알면 해독이 보인다

에 사용하는 수돗물이나 쌀, 식재료, 주방기기 등을 씻는 물, 그리고 몸을 씻는 물에도 주의를 요해야 한다.

또한, 수용성 독소들을 해독하려면 금주와 적당한 음주가 중요하다. 일반적으로 적당한 음주란 남자의 경우에 하루 2잔 이하이고, 여자나 노인의 경우에 하루 1잔 이하의 음주를 말한다. 여기서 한 잔이란 12~14g의 알코올이 함유된 술의 양으로써 포도주 1잔, 맥주 1캔, 위스키 한 잔, 소주 2잔 정도다. 숙취를 예방하거나 감소시키려면 적당히 마셔야 하고 약물복용 시와 공복 시에는 음주를 피해야 하며, 항상 음식과 함께 마시는 걸 생활화하고, 음주 후엔 과일, 과일주스, 꿀물, 콩나물국 등을 섭취하는 것이 좋다.

해독의 유행으로 현재 이뇨효과가 있는 차 마시기와 충분한 수분섭취는 대중적으로도 유행하고 있다. 그 밖에 운동하기나 아랫배 따뜻하게 하기도 소변으로 배설하기를 도와준다.

소변과 함께 땀빼기도 수용성 독소를 해독한다. 인체 내에 불필요한 잉여수분과 노폐물을 제거하는 것으로써 피로, 부종, 순환장애, 냉증, 관절질환 등을 치료한다.

㉜ 파동성 독소의 해독

이는 파동성 독소들의 해독법이다. 인체기능의 회복으로 주로 해독한다. 신경을 안정시키는 생일해독탕을 이용한다.

방사능과 전자파의 해독법은 우선 방사능과 전자파에 노출되지 않도록 하는 것이다. 그러므로 꼭 필요할 때만 방사능장비를 이용한 검진을 해야 하고, 직업상 컴퓨터를 장시간 사용해야 하는 경우에는 일정 시간의 작업 후 일정 시간의 휴식을 취해야 한다. 방사능과 전자파는 세포들의 기능에 장애를 일으키고 파괴할 수도 있으므로, 세포재생력과 면역력을 높이는 방법으로 손상된 세포들의 기능과 조직을 회복시키도록 해야 한다.

심리적·육체적 스트레스로 인하여 자율신경과 호르몬의 기능에 이상이 발생했을 때는 명상 등을 이용해 정신적 안정을 도모하고 육체적 휴식을 취하고 수면을 충분히 취하여 자율신경과 호르몬의 조절기능을 회복하여야 한다.

(2) 생일체질별 해독을 배려

독소별 해독을 중심으로 하면서, 체질별 해독을 배려하면 해독의 효과가 더욱 좋아진다.

생일을 알면 해독이 보인다

㉮ 냉성 무력체질의 해독을 배려

몸이 약하지 않은 실증의 상태로서, 대사부족독을 중심으로 냉독이 섞여 있으면 대사부족독과 냉독을 제거하는 생일해독탕을 처방하여 해독한다.

•갑작스럽게 발생한 감기 활용 예

등산 중에 찬바람을 많이 쐬어 감기에 걸린 냉성 무력체질 환자분이 내원하였다. 평소 운동을 열심히 하고 건강관리를 잘하여 체력과 면역력이 약하지 않고 대사능력이 충분한 실증의 상태로 일시적으로 생물독으로 인한 감염증이 발생한 것이다. 따라서 이를 해독하기 위해서는 열을 안정시키면서 발산력을 도와 생물독을 제거하는 생일해독탕을 처방한다.

㉯ 무력체질의 해독을 배려

몸이 약하지 않은 실증의 상태로서, 대사부족독이 많이 쌓여 있으면 대사부족독을 제거하는 생일해독탕을 처방하여 해독한다.

•과식하여 발생한 급성위염 활용 예

회식에 참석하였다가 과식으로 소화불량과 복통을 호소하는 무력체질 환자분이 내원하였다. 체력과 면역력이 약하지 않고 대사능력이 충분한 실증의 상태면서 소화장애로 인한 영양독이 발생한 것이다. 이 경우 대사부족독을 해독해야 한다. 따라서 소화력을 촉진하고 대사부족독을 배설시키는 생일해독탕을 처방한다.

㉓ 열성 무력체질의 해독을 배려

몸이 약하지 않은 상태로서, 대사부족독을 중심으로 열독이 섞여 있으면 대사부족독과 열독을 제거하는 생일해독탕을 처방하여 해독한다.

•목이 붓고 아픈 편도선염 활용 예

얼굴이 붉고 목소리에 힘이 있고 변비가 있으면서 편도선염이 발생한 열성 무력체질 환자분이 내원하였다. 체력과 면역력이 약하지 않고 대사능력이 충분한 실증의 상태면서 열독과 스트레스독으로 편도선염이 발생한 것이다. 이 경우 열독과 스트레스독을 제거하는 생일해독탕을 함께 처방한다.

㉔ 무력성 열체질의 해독을 배려

몸이 약하지 않은 상태로서, 열독을 중심으로 대사부족독이 섞여 있으면 열독과 대사부족독을 제거하는 생일해독탕을 처방하여 해독한다.

•가슴의 아토피 피부 활용 예

가슴과 배에 아토피가 심한 무력성 열체질 환자분이 내원하였다. 맥이 약하지 않고 말에 힘이 있고 변비가 있는 실증이다. 대변을 통한 적극적인 해독을 실시하는 것이 좋다. 대사부족독과 열독을 제거하는 생일해독탕을 처방한다.

㉱ **열체질의 해독을 배려**

몸이 약하지 않은 상태로서, 열독이 많이 쌓여 있으면 열독을 제거하는 생일해독탕을 처방하여 해독한다.

•붉은 얼굴 활용 예

열이 많아 얼굴이 항시 붉은 열체질 환자분이 내원하였다. 평소 음주도 하고 음식도 많이 섭취한다. 열체질은 열이 많아서 문제인데 이 습관은 열을 가중시키는 역할을 한다. 반면 활력이 넘치므로 해독에 집중할 수 있다. 대변의 배설력을 이용하여 열독과 영양독을 해독한다. 열독과 영양독을 제거하는 생일해독탕에 피부발산약을 약간 보충하여 처방한다.

㉑ 습성 열체질의 해독을 배려

몸이 약하지 않은 상태로서, 열독을 중심으로 습독이 섞여 있으면 열독과 습독을 제거하는 생일해독탕을 처방하여 해독한다.

• 습진 활용 예

허벅지 안쪽으로 습진이 심한 습성 열체질 환자분이 내원하였다. 가렵고 열이 나면서 진물이 많이 난다. 열독과 습독이 겹쳐 발생했다. 맥이 실하고 체력이 좋다. 이 경우 소변으로 습독을 제거하고 피부의 열기를 제거한다. 따라서 습독과 열독을 제거하는 생일해독탕을 주로 하고 피부를 안정시켜주는 한약을 보충하여 처방한다.

㉒ 염증성 건조체질의 해독을 배려

몸이 약하지 않은 상태로서, 어혈독을 중심으로 습열독이 섞여 있으면 어혈독과 습열독을 제거하는 생일해독탕을 처방하여 해독한다.

• 대하증 활용 예

생리주기와 양이 불규칙하면서 대하가 심한 염증성 건조체질 환자분이 내원하였다. 힘이 있고 맥도 약하지 않고 생명징후도 좋다. 이 경우 소변으로 습기를 제거하면서 염증을 제거한다. 따라서 습열독을

생일을 알면 해독이 보인다

제거하는 생일해독탕을 처방한다.

㉍ 건조체질의 해독을 배려

몸이 약하지 않은 상태로서, 어혈독이 많이 쌓여 있으면 어혈독을 제거하는 생일해독탕을 처방하여 해독한다.

•밤에 심해지는 복통 활용 예

입술이 푸르고 혈관이 잘 터지면서 밤에 복통이 심한 건조체질 환자분이 내원하였다. 맥이 약하지 않고 기운이 있다. 밤에 증상이 심해지는 것은 전형적인 어혈독의 증상이다. 이 경우 대변의 배출력을 이용하여 어혈독을 집중적으로 해독한다. 따라서 어혈독을 제거하는 생일해독탕을 처방한다.

㉔ 냉성 건조체질의 해독을 배려

몸이 약하지 않은 상태로서, 어혈독을 중심으로 냉독이 섞여 있으면 어혈독과 냉독을 제거하는 생일해독탕을 처방하여 해독한다.

•건선 활용 예

멍이 잘 들면서 건선이 심한 건조체질 환자분이 내원하였다. 멍이 잘 드는 것은 어혈증이다. 건조체질이 어혈독이 심해지면 건선이 잘 발생한다. 맥이 약하지 않고 기운이 있고 식사를 잘 한다. 이 경우 대변을 이용하여 어혈독을 배출시키고 피부의 순환을 개선시키고 발산력을 촉진시킨다. 따라서 어혈독을 제거하는 생일해독탕에 피부순환 개선약을 보충하여 처방한다.

㉛ 건조성 냉체질의 해독을 배려

몸이 약하지 않은 상태로서, 냉독을 중심으로 어혈독이 섞여 있으면 냉독과 어혈독을 제거하는 생일해독탕을 처방하여 해독한다.

• 변비 활용 예

얼굴과 입술이 푸르고 피로와 변비가 심한 건조성 냉체질 환자분이 내원하였다. 맥이 약하지 않고 말에 기운이 있다. 대변을 통한 어혈의 배출에 집중한다. 따라서 어혈독을 제거하는 생일해독탕을 처방한다.

㉗ 냉체질의 해독을 배려

몸이 약하지 않은 상태로서, 냉독이 많이 쌓여 있으면 냉독을 제거하는 생일해독탕을 처방하여 해독한다.

생일을 알면 해독이 보인다

배가 차면서 허리가 아픈 냉체질 환자분이 내원하였다. 얼음물 마시는 것을 좋아하고 정신적인 스트레스가 많다. 배가 차면 통증이 발생한다. 새벽에 통증이 더욱 심해진다. 새벽에 통증이 더욱 심해지는 것은 냉독 때문이다. 스트레스가 많으면 통증을 악화시키기도 하고 실제 통증보다 더 아프게 느끼기도 한다. 이 환자의 경우 맥이 약하지 않고 혈이 부족한 증상이 없으므로 냉기를 제거하는 것을 중심으로 치료한다. 따라서 냉독을 제거하는 생일해독탕을 중심으로 스트레스독을 해독하는 한약과 혈액순환을 촉진하는 한약을 보충하여 처방한다.

㉣ 무력성 냉체질의 해독을 배려

몸이 약하지 않은 상태로서, 냉독을 중심으로 대사부족독이 섞여 있으면 냉독과 대사부족독을 제거하는 생일해독탕을 처방하여 해독한다.

•탈모 활용 예

혀가 어두우면서 멍이 잘 들고 탈모가 있는 무력성 냉체질 환자분이 내원하였다. 맥이 약하지 않고 목소리에 힘이 있고 체력이 있다. 이 경우 어혈을 대변으로 배출하면서 두피의 혈액순환을 촉진한다. 따라서 어혈독을 제거하는 생일해독탕을 중심으로 냉독 해독약과 혈액순환촉진약을 보충하여 처방한다.

(3) 담음 어혈 수습별 해독을 배려

실증은 생리활동이 충분한 상태에서 독소의 발생이 많아진 것이다. 따라서 적극적인 독소의 배출을 도모해야 한다. 모두 실증성 질병의 원인을 간단히 독소로 이해할 수도 있겠지만 굳이 구분한다면 한의학적으로는 담음, 어혈, 수습으로 이해할 수 있다. 미생물독으로 인해 발생하는 상한과 온병도 이 실증에 해당한다.

한약의 해독약은 주로 담음 어혈 수습을 제거하는 약으로 이루어졌으므로, 해독에 한약을 이용하기 위해서는 담음 어혈 수습을 잘 이해하여야 한다.

㉮ 담음의 해독을 배려

담음은 점액의 점성에 문제가 생겨 덩어리가 발생하는 것이다. 따라서 점액의 농도를 정상화시키기 위해서 분비선의 분비량을 조절한다. 분비량이 부족하거나 점도가 높으면 분비량을 늘리거나 수분량을 늘려 주는 보음약을 사용하고, 점액량이 과다하거나 점도가 낮으면 점액을 배출하거나 수분량을 줄여 주는 발산약을 사용한다. 또한 덩어리진 점액을 풀어주기 위해서 순환을 촉진시키는 한약을 사용하고, 세포의 기능을 정상화시키기 위해서 혈액을 정상화시키는 한약을 사용한다.

㉑ 어혈의 해독을 배려

어혈독을 해독한다는 것은 한의학적 치료의 모든 것을 하는 것과 같다. 왜냐하면, 혈액의 상태를 건강하게 유지하는 것이 생명활동의 모든 것이며, 치료의 모든 것이라 할 수 있기 때문이다.

어혈을 해독하기 위해서 혈액을 정상화시키는 모든 방법을 이용한다. 혈액으로의 독소의 유입을 차단하고 독소의 배출을 늘린다. 이와 함께, 혈액의 원료가 되는 영양의 공급을 촉진한다. 또한 상한 혈관벽의 세포를 빠르게 재생하기 위해서 혈액량을 늘리고 혈액순환을 촉진시켜 모세혈관으로의 혈액공급을 증가시켜야 한다.

해독법에는 다음과 같은 방법들이 있다. 어혈독이 발생하고 증가되는 원인들을 제거하는 것이다.

ㄱ 소식과 자연식으로 영양독, 오염독을 차단해 준다.

ㄴ 땀, 대변, 소변의 배출이 잘되도록 도와주어 노폐물독, 부패균독을 배출해 준다.

ㄷ 마음을 편안하게 관리하고 과로하지 않고 체질적 허약부분을 배려하여 스트레스독, 피로독, 체질독의 발생을 억제해 준다.

ⓐ 에너지가 부족하여 인체대사가 원활히 이루어지지 않으면, 에너지를 보충하여 해독활동이 원활히 이루어지도록 해준다.

ⓜ 충분하고 질 좋은 수면을 유지하여, 혈액의 성분이 충분하게 만들어지게 배려한다.

ⓗ 수승화강의 기능을 좋게 하여 심장을 건강하게 하고, 적절한 운동과 체온유지로 혈관의 수축을 막아 혈액순환이 잘되도록 해준다.

이런 방법들을 이용하면 어혈독의 발생은 줄어들고 이미 발생한 어혈독은 잘 해독될 수 있다.

어혈독의 해독이 잘 이루어지면 순환장애, 출혈, 통증질환을 비롯해 동맥경화, 아토피, 고혈압, 당뇨, 암 등의 고질병도 치료하거나 개선할 수 있게 된다.

㉧ 수습의 해독을 배려

수습의 해독은 땀과 소변으로의 배출을 정상화시키는 것이다. 수습은 땀과 소변으로의 배출에 문제가 있을 때 발생하는 것이므로, 땀과 소변을 통한 수분배출의 문제를 주의 깊게 관찰하고, 그 문제를 적극적으로 해결해 주어야 한다.

2. 생일해독탕을 이용

생일해독탕을 이용한 대사촉진해독은 해독의 중심이다.

(1) 생일해독탕
생일해독탕은 독소의 배설을 촉진시키는 한약이다. 배설은 대소변과 땀과 호흡이다. 따라서 대소변의 배출과 땀빼기를 활성화한다.
배출되는 특성에 따라 독소를 구분하고, 그 특성에 맞는 생일해독탕을 이용하여 해독한다.

(2) 생일해독탕을 이용하는 기준
맥이 실하고 기운이 약하지 않고 면역력이 부족하지 않은 경우에 생일해독탕을 이용한다. 해독활동의 바탕에는 문제가 없으므로, 적극적인 독소의 배출을 실시한다.

(3) 생일해독탕의 특성
한약은 탕약이란 점에서 효과가 좋다. 소화와 흡수의 과정에서 확산을 통해 바로 흡수되기 때문이다. 인체에서 빠르게 기능하려면 물에 녹은 탕약처럼 확산으로 흡수되어 대사되어야 한다. 고체로 된 약은 모두 소화와 흡수의 과정에서 에너지의 소비가 있으므로 탕약보다 비효율적이다.

단, 대변으로 배설하는 해독 시에는 고체로 된 생일해독환을 함께 처방하는 것이 좋다.

⑷ 생일해독탕 처방 시 주의할 점

첫째. 치료는 전문의약품인 한약을 중심으로 해야 한다.

한약의 복용 없이 생활습관만을 바로잡아 질병을 치료하려는 경우가 있다. 생활습관을 바로잡는 것은 건강할 때 건강을 유지하는 수단이 되고, 질병이 발생하였을 때 원인을 제거하여 병의 진행을 막고 한약의 치료 효과를 높여주는 수단이 될 수 있다. 하지만 질병을 치료하기 위해서는 생활습관을 바로잡는 것만으로는 부족하다. 질병은 가능한 한 빨리 치료되어야 한다. 따라서 질병의 치료는 전문의약품인 한약을 중심으로 해야 한다. 한약이 가장 강력한 치료수단이기 때문이다. 다시 말해 평상시는 건강관리로 건강을 유지하되 질병이 발생하면 한약으로 치료하라는 것이다.

둘째. 근본적인 치료를 해야 한다.

근본적인 문제를 바로잡으려는 노력은 하지 않고, 간편한 방법을 이용하여 당장 불편한 증상만 제거하려고 하는 경우가 많다. 하지만 전문의약품인 한약을 중심으로 근본을 바로잡는 치료를 해야 한다.

3. 몸이 약하지 않을 때 이용

(1) 몸이 약하지 않을 때란?

몸이 약하지 않은 상태는 한의학적으로 '실증'이라 한다. 인체의 정상적인 생명활동인 '정상적인 기운'의 문제보다 나쁜 물질이나 기운인 '비정상적인 기운'의 문제를 해결하는 것이 우선되는 상황이다. 다시 말해서 건강을 회복하기 위해선, 약해진 정상기운을 회복시켜 주는 것보다 과잉된 '비정상적인 기운'을 제거하는 것이 더욱 중요하다. 이때 에는 면역력도 부족하지 않다.

(2) 독소의 배출이 우선

나쁜 물질이나 기운인 독소가 과잉된 것이 문제의 중심이므로 빠르게 독소를 배출시키는 것이 중요하다. 따라서 독소의 특성을 잘 파악하여, 가장 빠르게 배출되는 해독법을 이용한다. 독소배출을 중심으로 삼는 '독소별 해독법'을 이용하고, 여기에 체질적 특성과 담음 어혈 수습의 특성을 배려한다.

㉮ 배출 통로를 이용

가장 효율적인 배출통로를 이용하는 것이 중요하다. 독소의 특성에 맞는 배출 통로를 이용해야 빠르게 배출될 수 있기 때문이다. 기관지와 피부에 가까이 있는 독소는 기관지와 피부를 통해 배출하고, 장에 가까이 있는 독소는 대변을 통해 배출하고, 신장에 가까이 있는 독소는 소변을 통해 배출하고, 어느 쪽으로도 배출이 어려운 독소는 분해하고 변화시켜 제거한다. 따라서 호흡과 피부(땀), 대변, 소변, 면역과 신경안정을 배출통로로 이용한다.

㉯ 생일체질 배려

호흡과 피부를 통한 배출이 약한 것은 냉체질이다. 다음으로 약한 체질은 건조체질이다. 따라서 냉체질과 건조체질은 호흡과 피부를 통한 배출력을 증진시켜야 한다.

소변의 배출이 가장 약한 것은 열체질이다. 다음으로 약한 체질은 무력체질이다. 따라서 열체질과 무력체질은 소변의 배출력을 증진시켜야 한다.

대변의 배출이 약한 것은 냉체질과 건조체질이다. 따라서 냉체질과 건조체질은 대변의 배출력을 중진시켜야 한다.

㉰ 담음 어혈 수습의 배려

한의학적인 독소인 담음 어혈 수습의 존재 여부를 파악하고, 이것들이 존재하면 이것들의 해독을 배려해야 한다. 또한 한의학적인 해독약은 대부분 담음 어혈 수습을 해독하는 약들로 구성되어 있다. 따라서 독소를 담음 어혈 수습과 관련지어 해석할 수 있어야, 해독치료에 한약을 잘 이용할 수 있다.

chapter 04

증상별 해독하기

1. 피부질환과 해독

먼저 피부질환에 대하여 알아본다. 피부질환은 크게 두 가지로 나눌 수 있다. 하나는 나쁜 음식물과 환경의 독소가 입과 호흡, 피부를 통해서 유입되어 혈액을 오염시키고, 그 오염된 독소가 피부로 해독되는 과정에서 나타나는 피부질환이고, 다른 하나는 피부를 자극하는 산소와 미생물에 의해서 나타나는 피부질환이다.

(1) 피부로 해독되는 과정에서 나타나는 피부질환

피부는 인체의 가장 큰 기관인 동시에 배출기관임을 알아야 한다. 우리 피부는 외부와 접해 있으면서 땀샘과 피지선을 통해 체내의 노폐물과 독소를 체외로 배출하는 중요한 배설기관이다.

독소가 너무 많아 정상적인 통로로 처리할 수 없을 때, 우리 몸은 그 독소들을 피부를 통해 내보낸다. 피부에 있는 400만 개의 구멍들이 체내의 정상적이고 일반적인 독소제거과정에 정기적으로 사용된다. 따라서 독소의 영향을 잘 받는다. 또한 외부에서 잘 보이는 자리여서 조금의 문제가 발생하더라도 더 쉽게 발견되고 민감하게 반응한다. 특히 피지선은 해독의 통로라는 측면에서 더욱 중요하다. 지방친화성 독소의 배출이 피지선을 통하여 이루어지기 때문이다. 즉 뾰루지, 두드러기, 아토피 혹은 화농성 종기와 같은 피부발진은 그 종류를 불문하고 체내 노폐물이나 독소를 배설하는 반응이라고 할 수 있다.

피부질환은 모두 혈액이나 체내의 노폐물을 몸 밖으로 배설해, 혈액과 인체의 오염을 제거하려는 반응 속에서 나타나는 것이다. 대표적인 피부질환으로는 아토피, 건선, 피부알레르기, 기미, 대머리 등이 있다.

아토피는 주로 어릴 때 폐와 간, 신장 같은 해독기관들이 성숙하지 못했을 때, 성숙하지 못한 기관들을 대신하여 가장 큰 해독기관의 역할을 담당하는 피부가 해독을 수행하는 과정에서 비롯된다. 잘못된 음식들이 들어오면 우리 몸에서는 노폐물이 만들어지는데, 이것이 피부를 통하여 해독되면서 아토피 증상을 만든다. 팔꿈치나 무릎 안쪽 등과 같이 관절이 구부러진 곳에 가장 먼저 생기는데, 이 부위의 혈관은 막히기 쉬우므로 혈류가 쉽게 단절되고, 노폐물과 같은 불필요한 물질도 잘 축적된다.

노폐물이 축적되다가 한계에 다다르면 자율신경은 그때부터 부교감신경 우위상태로 전환되어, 혈관을 확장하고 혈류를 증가시켜 몸에 쌓인 독성물질을 땀샘이나 피지선으로 배출한다. 이때 노폐물이나 독소가 바로 배출되지 못하고 피부에 쌓이면서 피부에 자극을 줄 때 나타나는 것이 바로 발진이다. 따라서 몸에서 생겨나거나 몸으로 유입된 독소의 절대량이 많을 때 발진은 더욱 증가한다. 피부에 발진이 나타나면 '피부에 독소가 정체되고 있구나!' 라고 생각하고 정체된 독소가 빨리 배출될 수 있도록 땀빼기를 이용한다. 또한 몸에서 독소가 생겨나지 않도록 스트레스 인자를 줄이고, 해로운 음식의 섭취를 억제하는 노력을 해야 한다.

오랫동안 아토피에 시달린 사람은 대부분 습진 반응이 나타난다. 왜냐하면, 갈라진 피부 사이로 끊임없이 독소가 침투해 피부 아래에 독소가 쌓이기 때문이다. 그러므로 아토피가 있는 사람은 해독을 하지 않으면 완치가 어렵다.

(2) 피부를 자극하는 산소와 미생물에 의하여 나타나는 피부질환

피부는 인체의 안과 밖을 나누는 경계다. 수분과 지방막으로써 피부 밖과 피부 안을 나눈다. 특히 인체 안과 밖의 중요한 차이점 중의 하나는 산소의 밀도 차다. 피부 안은 산소가 거의 없고 피부 밖은 산소가 많다. 또한 인체 안은 혐기성 세균이 살기 쉽고, 인체 밖은 호기성 세균이 살기 쉽다. 따라서 산소가 많은 피부 밖의 환경을 피부를 이용하여 차단함으로써, 산소가 적은 인체가 보호받는다. 따라서 피부의 항산화 기능은 매우 중요하다. 산소의 피해를 최대한 줄일 수 있어야 하기 때문이다. 땀샘과 피지선의 적절한 분비, 피부의 적정한 온도유지, 천연항생물질의 농도유지, 면역세포들의 기능유지 등의 활동이 피부의 항산화 기능을 만들고 피부를 보호한다.

　뿌리가 병들면 잎에 다양한 병증들이 나타나는 것과 같이, 내부기능의 문제로 인해 피부의 항산화 기능이 저하되면 피부에 다양한 병증이 나타난다고 볼 수 있다. 다시말해서 스트레스나 수면장애 등으로 교감신경이 흥분하여 피부 쪽으로 가는 혈관이 수축하거나, 독소물질에 의해서 혈액이 탁해져 피부세포들이 탁한 혈액의 유입을 거부하거나, 혈관벽에 지방질이 쌓여 혈액의 흐름이 방해받으면 분비세포들의 기능이 떨어져, 피지선의 분비가 줄어들어 건조해진다. 그렇게 되면 산소와 피부가 직접적으로 접촉하게 되어 산화스트레스가 발생하고, 피부에도 염증이 나타나게 된다.

　피지선과 땀 속의 항생물질이 미생물독들로부터 피부를 보호하는데, 항생물질의 분비에 장애가 발생하면 미생물들의 침입이 일어나고 그 침입을 막기 위한 면역세포들의 활동에서 피부에 질병이 발생한다. 또한 체온으로 수분을 발산하는 과정에서 항균성 방향물질과 수증기로 일정공간을 확보하여 항균기능을 극대화한다. 이 기능이 저하되면 호기성 세균들이 피부에 자리를 잡고 증식하여 그곳에서 다양한 염증성 질환을 유발하게 되는 것이다. 따라서 피부질환의 다양한 증상들을 파악하여 세밀한 치료를 시도하는 것도 중요하지만, 피부의 정상기능을 회복시켜 자연적으로 호기성 세균들의 침입과 증식을 막는 것이 우선되어야 한다.

사람이 죽으면 곧바로 인체는 부패한다. 세포들의 분비가 중단되면 피부를 보호하는 기능이 사라진다. 기능이 사라지자마자 부패균들이 침입·증식하여 피부를 부패시키는 것이다. 피부는 지금 이 순간도 항산화와 항균기능을 발휘하여 부패와 병증을 막고 있다.

피부질환의 치료는 이처럼 분비선기능강화, 온도유지, 면역력의 회복을 기반으로 하여 항산화와 항균기능을 회복시켜주기 위하여, 피부순환촉진약과 기능을 활성화해주는 생일보약 등을 처방한다.

(3) 피부질환 해독법

양방피부과에서는 화농성 염증에는 항생물질을, 수포나 가려움에는 항히스타민제를, 원인불명의 염증에는 스테로이드제를 사용한다. 이러한 약물의 치료 효과는 대부분 피부 쪽으로의 배출을 차단하는 것으로 나타난다. 그러나 이러한 염증들이 근본적으로 치료되기 위해서는 피부에 모여있는 노폐물들이 배출되어야 한다. 노폐물이 빠져나가면 피부의 문제가 자연스럽게 해결될 것이므로 그 흐름을 단절해서는 안 된다. 노폐물이나 독소의 배출을 억제하면 이것들이 다시 체내로 흡수되면서, 부작용을 일으키거나 피부에 응집하여 재발하기 때문이다. 따라서 피부질환의 해독법에 있어서 노폐물이나 독소의 배출이 무엇보다 중요한 것이다.

㉮ 사우나, 찜질방, 운동, 육체적 활동을 이용하여 피부의 독소배출력을 높여준다

피부는 우리가 보고 만지는 표피, 그 밑의 진피, 그리고 가장 맨 아래에 자리한 피하지방, 이렇게 세 가지를 합쳐 부르는 말이다. 각 층의 피부들이 모두 상태가 좋아야만 표피가 아름다워 보일 수 있다. 보통 우리는 우선 눈에 보이는 부분인 표피층의 문제만을 해결하려는 경향이 있다. 하지만 피부에 문제가 있다는 것은 단순히 표피에만 문제가 있는 것이 아니다. 그러므로 피부를 건강하게 해주는 기능 모두가 향상되어야 한다.

목욕탕에서 한 시간쯤 사우나를 즐기고 나면 피부가 너무나 뽀얗고 탱탱해진다. 목욕탕의 환경이 노폐물과 독소를 배출시키고 피부에 충분한 수분을 공급하기 때문이다. 이렇듯 해독과 충분한 보습이 되어야 주름이 펴지고 피부가 뽀얗게 되는 것이다.

㉯ 풍욕을 이용하여 독소를 배출시킨다

땀구멍으로 흡입된 산소는 모세혈관의 혈액과 상호작용을 하는데, 이는 전체호흡의 0.6%에 해당한다. 한의학에서 정화법으로 권하는 풍욕은 피부의 호흡을 극대화해 몸의 독소를 배출시키는 원리다.

㉰ 육식을 끊거나 줄인다

육식을 끊으면 몸에서 나는 불쾌한 냄새도 사라진다. 육식을 즐기는 사람이나 비만인 사람은 피지에 지방성분이 많은데, 그것이 산화되어 피부에 해로운 과산화지질이 되면 독특한 노인냄새를 풍긴다. 육식을 끊으면 그런 냄새도 사라지게 된다.

㉱ 적게 먹거나 단식한다

다양한 동물실험을 통해 식사량을 40% 줄이면 수명이 1.5배 늘어난다는 사실이 입증되었으며, 식사량을 줄인 동물은 훨씬 더 생기가 넘쳤고, 털에 윤기가 흘렀고, 외관이 젊고 아름다워졌다.

또한 공복상태에 있을 때 시르투인 유전자가 활성화되어 50조개에 달하는 인간의 세포 속에 있는 유전자를 모두 스캔하여, 손상되거나 병든 유전자를 회복시켜준다는 사실이 밝혀졌다.

생일을 알면 해독이 보인다

다만, 성장기의 어린이와 임신부는 충분한 영양공급이 필요하다. 하지만 간식은 한창 자랄 나이의 어린이에게는 필요하지만, 어른에게는 필요하지 않은 습관이다. 어린이의 경우 섭취한 대부분 영양소가 성장을 위해 소모되기 때문이다.

⑭ 피부노화의 주원인인 흡연과 커피, 술, 정크푸드를 금한다

피부를 포함해 신체에 가장 해를 많이 끼치는 것은 아마도 흡연일 것이다. 아름답고 탄력 있는 피부를 원한다면 금연을 고려해야 한다. 니코틴을 비롯한 담배 속의 화학물질들은 탄력섬유와 피부의 엘라스틴과 콜라겐을 파괴해, 주름과 잔주름을 유발하기 때문이다. 또한 흡연은 피부의 혈관을 손상한다. 산소를 제대로 공급받지 못한 피부는 둔탁하고 혈색이 나빠 보이게 된다. 습관적 흡연은 입 주위에도 주름이 생기게 한다.

알코올, 정크푸드, 카페인은 피부를 망가뜨린다. 알코올과 카페인은 이뇨제와 비슷한 역할을 하여 신체의 수분을 빼앗는다. 수분을 빼앗기면 피부는 건조해지고 지쳐 보이게 된다. 또한 정크푸드에 들어 있는 방부제도 마찬가지 역할을 한다.

따라서 술이나 커피를 많이 마시는 사람이라면 수분을 충분히 섭취할 필요가 있다. 보통 성인은 하루에 6~8잔의 물을 마셔야 한다. 하지만 커피를 많이 마셔야 하루의 일을 헤쳐나갈 수 있는 형편이라면, 물을 이보다 더욱 많이 마셔야 한다. 그래야 피부의 건강을 유지할 수 있다.

(4) 피부의 해독효과를 높여주는 생활개선

㉮ 잠을 충분히 잔다

커피 등의 카페인에 의존해야만 낮에 정신을 차릴 수 있다면, 수면 부족으로 볼 수 있다. 보통 하루에 6시간을 자면 별문제가 없을 것으로 생각할 수 있지만, 7~8시간의 충분한 수면을 취해야 한다. 또한 수면은 시간만이 아니라 수면의 상태도 중요하다. 깊은 수면이 이루어져야 한다. 깊은 수면이 이루어지지 않으면 이것 또한 수면부족이 된다.

우리의 피부는 부족한 수면상태를 외부로 표현해 준다. 잠을 못 자면 스트레스 때문에 코르티솔 호르몬이 분비돼 피부가 기름기로 번들거리게 된다. 기름기는 여드름을 유발하고 불쾌감을 줄 수 있다. 기름기가 많거나 여드름이 날 때는 더욱더 수면상태를 점검해야 한다.

㉯ 취약한 피부는 살살 다룬다

피부에 뭐가 돋아 있거나 문제가 있을 때는, 피부를 너무 세게 문지

르거나 자극적인 세제나 화장품을 사용해서는 안 된다. 예를 들어 여드름이 났을 때 피부를 북북 문질러 여드름을 제거하는 것은 안 좋은 습관이다. 피부를 살살 다루지 않으면 트러블이 생겨 더욱 고생할 수 있기 때문이다. 여드름은 먼지나 불결함이 아니라 호르몬 때문에 생기는 것이므로, 피부를 문지를 것이 아니라 살리실산처럼 여드름 전용 제품으로 얼굴을 부드럽게 씻어야 한다. 또한 여드름을 짜지 않아야 한다. 흉터와 색소침착을 유발할 뿐만 아니라 박테리아가 피부 깊숙이 들어가게 만들어 감염증을 일으킬 수 있다.

㉓ 선크림을 충분히 바른다

태양 빛이 매우 강하거나 야외에서 많은 시간을 보낼 때는, 선크림을 하루에도 여러 차례 바를 필요가 있다. 햇빛은 피부를 쉽게 태우고 노화를 촉진하기 때문에 선크림은 피부의 젊음을 유지하기 위한 핵심요소라 할 수 있다.

㉔ 피부가 건조할 때는 오일을 촉촉하게 바른다

분비선의 기능을 향상시켜 피부에 보호층을 형성해야 하지만 건조한 피부는 산소나 자극물에 손상당하기 쉬우므로 우선 오일 등을 발라주어 상하는 것을 막아준다.

2. 비만과 해독

(1) 비만의 원인

비만의 원인은 크게 영양의 과잉섭취, 스트레스, 독소의 유입, 체질적 특성으로 나눌 수 있다.

㉮ 일반적으로 비만은 많이 먹는 것이 원인이다

현대인의 생활습관을 과거와 비교해 보면 음식은 많이 먹고 활동량은 줄었다. 음식의 경우 어딜 가든 풍족하게 먹을 수 있고 동일한 양의 음식을 먹더라도 상대적으로 칼로리가 높아졌다. 반면 자동차나 세탁기, 청소기, 밥솥, 엘리베이터 등의 기계가 노동을 대신하고 있어 인간의 활동량은 현저하게 줄었다.

㉯ 스트레스가 원인이다

스트레스는 식탐을 유발하여 식욕조절능력장애와 대사장애를 일으키며 에너지 소비와 노폐물배설을 억제하고, 순환장애와 독소를 유발한다.

비만 환자는 체중이 많이 나가는 사람이라고 알고 있지만, 깊이 생각해보면 식욕조절이 안 되는 사람이라고 이해할 수 있다. 이 식욕조절능력에 장애를 가져오는 대표적인 원인이 바로 스트레스다. 영양 과잉이나 대사장애로 인하여 비만이 발생하지만, 그 영양 과잉과 대사장애의 원인이 바로 스트레스이다. 따라서 식욕조절능력을 키워주기 위해 간식이나 과식, 고칼로리 식사 등의 식습관을 개선하는 노력에 힘쓰는 것도 좋은 방법이지만, 정신적 충족감을 만들어 주어 스트레스를 제거해주는 것이 무엇보다 중요하다. 이때 정신적 충족감은 임상적으로 수면의 개선에서 출발한다.

비만 치료에 가장 좋은 방법은 수면의 개선이다. 수면장애와 비만은 깊은 관련성이 있기 때문이다. 임상에서 주의해서 살펴보면 그러한 사실을 확인할 수 있다.

임상 현장에서 체중이 늘어나게 되는 과정을 종종 지켜보는데 체중증가는 대부분 수면장애로부터 시작됨을 확인할 수 있다. 특히 갑작스러운 체중증가는 갑자기 짧아지는 수면에서 비롯되는 경우가 대부분이다.

단적인 예로 갑자기 체중이 늘었다고 호소하는 환자분들을 살펴보면 대부분 가족이 갑자기 새벽에 출근하게 되었거나 수험생이어서 이른 아침을 차려주기 위하여 빨리 일어나야 하는 경우가 많았다.

(2) 발병 과정

㉮ 수면장애가 식탐을 만들고 비만을 유발한다

낮의 활동으로 피로해지면 우리는 잠을 자려고 한다. 하지만 수면 장애가 있으면 잠을 자지 못하고 피로를 풀지 못한다. 수면으로 피로를 풀지 못하는 상황이 오면 사람은 차선책으로 먹는 것을 택하여 피로를 풀려고 한다. 그러나 문제는 몸에 좋은 음식보다 내 식탐에 맞는 단맛나는 음식을 찾는다는 것이다. 몸이 피곤하여 기운이 없으니, 소화에너지의 소비가 없으면서도 혈당을 높일 수 있는 고칼로리의 정제된 당분을 섭취하는 방식을 취한다. 따라서 씹지 않고 바로 입으로 들어가는 것을 선호하게 되어, 정상적인 식사는 거부하고 정제되거나 가공된 고칼로리 음식들인 음료수, 과자, 초콜릿 등을 섭취하는 것이다. 이것이 영양 과잉을 만들어 체중증가를 유발한다.

또한 숨겨진 심리적 상처와 갈등은 강한 스트레스를 유발하고 수면 장애의 원인이 되며, 동일한 과정을 거치면서 비만을 유발한다.

㉯ 독소의 유입이 대사를 방해하여 비만을 유발한다

독소가 인체에 들어가면, 인체가 자신을 보호하기 위해 독소를 해독하는데 효소를 많이 소비하게 된다. 효소가 부족해짐에 따라 인체 대사의 부산물을 처리하는 활동이 약해지고 주영양소인 탄수화물 지방 단백질을 소모하지 못하게 되어 영양이 남게 되므로, 지방이 체내에 많이 쌓이게 된다.

또한 체내에 독소가 유입되고 축적되면 그 독소의 독작용을 완화시킬 보호물질이 필요하게 된다. 이에 따라, 몸에 필요한 물질의 양이 늘어나게 되어 필요 없는 체중을 만들어낸다. 특히 지방은 독소를 감싸서 다른 정상조직을 보호하므로 독소는 지방의 축적을 유도한다.

㉭ 복부 온도의 저하가 비만을 유발한다

복부 온도가 저하되면 복부 온도의 복사열을 막기 위해 피하지방과 내장지방을 축적한다. 동물들이 겨울잠을 자기 위해 지방을 축적하는 것은 영양적인 측면에서의 해석도 있지만, 체온유지를 위한 방법이 되기도 한다.

또한 체온은 효소이용률을 높여 주므로, 체온이 높으면 적은 효소로도 대사활동이 이루어지지만 체온이 낮으면 대사활동이 저하된다. 따라서 체중이 늘어나기 쉬워진다.

㉮ 살찌기 쉬운 체질이 비만을 유발한다

신장의 기능이 나빠서 붓기 쉬운 타입, 염분섭취량을 조금만 늘려도 붓는 타입, 장의 마비상태가 지속되어 물을 다량으로 마셔도 설사하지 않고 전부 장에서 흡수되는 타입, 장의 흡수력이 좋아서 먹은 것이 모두 살로 가는 타입은 쉽게 비만하게 된다.

⑶ 비만을 치료하기 위한 해독

해독은 식생활과 생활환경개선을 통하여 독소의 흡수와 섭취를 제한하고, 활동과 운동을 통하여 축적된 영양소를 소모시키고, 인체에서 생산되거나 쌓여 있는 독소를 처리하는 대사를 활성화시켜 독소를 제거하는 것이다. 독소가 제거되면 독소를 제거하는 대사가 필요 없게 되므로, 효소와 에너지를 영양소를 소모시키는 곳에서 충분히 이용하게 된다. 이에 대한 결과로 비만이 해결되는 것이다. 따라서 늘어난 체중을 줄이는 과정에서 해독과 복부 온도의 상승은 더욱 중요하다.

㉮ 수면장애의 개선

이는 스트레스독을 해독하는 과정과 같다. 한마디로 일찍 자고 많이 자는 것이다. 수면장애가 개선되어 충분한 수면을 취하는 것은 스트레스독을 해독하는 것이다. 스트레스독이 해독되면 식탐이 줄어들어 군것질, 간식, 폭식 등을 없애주고, 식욕조절능력이 개선되어 식사량을 줄일 수 있게 된다. 또한 일찍 자고 많이 자는 것 자체만으로 군것질과 야식을 없애주는 효과가 있다. 따라서 비만 치료를 하려는 사람은 해가 지면 바로 자는 습관을 기르는 것이 좋다.

이쯤에서 한 번 짚어줘야 할 것은 식탐과 식욕은 엄연히 다르다는 것이다. 식욕은 정상적인 것이고 식탐은 비정상적인 것이다. 공복일 때만 먹고 싶어 하는 정상적인 식욕은 식욕이라 할 수 있지만, 공복이 아닌데도 먹고 싶고 적당히 먹었는데도 과식하는 비정상적인 식욕은 식탐이다. 그러니 식욕과 식탐을 구분하는 것이 비만 치료의 출발이라고 볼 수도 있다. 식탐이 있다면 식탐을 줄이는 것이 비만 치료의 출발점이기 때문이다.

㉯ 위장을 튼튼하게 해준다

이는 음식독, 부패독을 해독하는 과정과 같다. 위가 튼튼하다는 것은 많이 먹어도 무리가 없고 먹지 않아도 힘이 들지 않는 것이다. 즉, 위가 튼튼하면 공복감을 쉽게 이겨낼 수 있으므로 간식을 거부하고 소식을 할 수 있다.

㉰ 체온을 높여 준다

이는 노폐물독을 해독하는 과정과 같다. 기초대사량을 높여주어 영양의 소비를 늘리고 대사를 촉진하여 노폐물 배설을 촉진한다.

㉱ 대변이 잘 배설되도록 해준다

이는 노폐물독을 해독하는 과정과 같다. 독소의 유입을 줄여주고 노폐물과 독소의 배설을 촉진한다.

⑭ 소변이 잘 배설되도록 해준다

이는 노폐물독을 해독하는 과정으로 노폐물과 독소의 배설을 촉진한다. 소변을 잘 보게 하는 것은 소변을 통한 노폐물과 독소를 배출한다는 측면도 중요하지만, 잉여수분을 제거한다는 측면도 중요하다. 수분이 정체되면 혈액순환에 장애를 일으키고, 대사장애를 유발하고, 체온을 떨어뜨린다. 그러므로 체온을 높이고 대사를 촉진하기 위한 방법으로, 잉여수분을 제거하는 소변의 치료는 중요하다.

⑭ 생리를 잘하게 해준다

생리는 독소를 배출하는 해독의 통로 역할을 한다. 직접적으로 혈액이 배출되는 것이므로, 특히 어혈과 깊은 관련이 깊다. 따라서 생리를 잘하도록 해주는 것이 혈액을 맑게 해주는 중요한 수단이 된다.

⑭ 경추의 문제를 개선한다

이는 음식독을 해독하는 과정과 같다. 경추에 문제가 있으면 턱 관절이 약해진다. 따라서 음식을 잘 씹을 수가 없게 된다. 음식을 잘 씹지 못하면 과일과 야채를 먹기 어려워져 부드러운 고칼로리의 음식만 먹으려고 한다. 따라서 고열량을 쉽게 섭취하게 된다. 또한 턱관절의

생일을 알면 해독이 보인다

운동이 뇌순환을 촉진하고 스트레스를 풀어주므로, 턱관절이 약해지면 스트레스가 가중되어 비만에 빠지기 쉬워진다.

⑷ 비만을 치료하기 위한 생활개선

㉮ 식사습관을 개선한다

꼭꼭 오래 씹어 먹고, 찬 것을 먹지 않고 따뜻하게 먹으며, 식사 중에는 물을 마시지 않고, 국물도 조금 먹거나 전혀 먹지 말아야 한다. 이렇게 하면, 위와 장의 기능을 좋게 하여 음식물에 의한 독소의 생성과 유입을 줄이고 배설을 촉진할 수 있다. 특히 꼭꼭 씹어 먹는 것은 적게 먹는 것을 유도한다. 또한 국물을 먹지 않는 것은 정제소금의 섭취를 줄여 비만 치료에 더욱 도움이 된다.

㉯ 음식물의 양을 줄인다

음식물의 양을 절대적으로 줄여 주고, 상대적으로 탄수화물의 양은 줄이고 야채와 과일 등 식이섬유의 섭취를 늘려 준다. 다시 말해, 영양의 유입을 줄이고 식이섬유와 효소섭취의 증가로 기초대사를 높여, 영양의 소비를 늘리고 장운동을 높여서 노폐물과 독소의 배설을 촉진한다.

과거와 비교하면 현대인의 활동량이 현저히 줄었으므로 하루 세끼의 식사는 과영양을 불러오기 쉽다. 물론 철저한 소식을 바탕으로 한 세끼의 식사는 문제가 없다. 하지만 탄수화물을 중심으로 한 식사는 두 끼로도 충분하다. 임상에서 살펴보면, 탄수화물 식사를 하루에 한 끼 하면 체중이 줄어드는 경향이 있고, 두 끼 하면 체중이 유지되는 경향이 강하다.

또한 적절한 탄수화물식사량을 알아내는 쉬운 방법은, 체중이 줄어드는 현상이 나타날 때까지 탄수화물섭취를 줄이다가. 체중이 줄어들기 시작하면 그 정도의 식사를 유지하고, 목표체중에 이르면 그때 탄수화물을 늘려나간다. 체중이 늘기 시작하기 전의 식사가 본인에게 맞는 최적의 탄수화물 양이 된다.

㉰ 음식물의 질을 개선한다

백미, 백설탕, 백밀가루, 백소금의 섭취는 가능한 줄이고, 백미는 현미로 백설탕은 흙설탕으로 백밀가루는 통밀가루로 백소금은 천일염으로 바꾸어주는 것이 좋다.

탄수화물, 지방, 단백질의 주영양소가 아닌, 효소, 비타민, 미네랄, 식이섬유, 생리활성물질의 부영양소 위주로 된 식사를 한다. 육류의 섭취는 금하는 것이 좋다. 기본식으로는 현미잡곡밥에 해초류와 나물 반찬 위주로, 천일염만 최소량 섭취하는 것을 권한다.

또한 합성물질, 중금속, 오염물질 등의 독소의 유입을 막아야 한다.

㉑ 육체의 활동량을 늘린다

운동을 비롯한 활동량을 늘리면 활동량에 의한 에너지 소비도 증가하지만, 근육량이 늘어나 기초에너지 대사량이 증가하여 체중이 줄어들기 쉬운 체질로 바뀌게 된다. 다만, 피곤하지 않는 선까지만 하고 더이상 무리하지 않는다. 피곤할 정도로 운동량과 활동량을 늘리면 독소의 축적이 이루어질 수 있고, 관절에 무리가 올 수 있다.

(5) 비만을 해독할 때의 주의점

㉮ 요요현상은 몸이 더욱 나빠졌다는 것을 의미한다

비만해진다는 것은 생리적 반응이 아니라 병리적 반응이므로, 비만 치료 후에 요요현상이 나타난다면 비만 치료과정이 몸의 건강상태를 더욱 해쳤다고 이해할 수 있다. 따라서 비만 치료는 몸에 좋은 방법으로 하거나, 최소한 몸에 해롭지 않은 방법으로 하는 것이 중요하다.

㉯ 체중은 빼려고 의도하는 부위가 아니라, 중요성이 적은 부위의 지방부터 줄어들 수 있다

다리를 움직인다고 해서 다리 살이 빠지지 않을 수도 있다는 것이다. 신체는 축적된 지방을 따로 정해진 순서에 의해 연소시키는 경향이 있어 필요 없는 부위의 지방부터 빠지게 되는 것이다. 따라서 여성에게 중요한 복부지방은 제거하기가 더욱 어렵다.

㉯ 체중이 늘어나는 초기에 비만을 치료한다

사람의 몸은 체중이 3개월 이상 지속될 경우, 그 체중을 정상적인 것으로 인식하고 계속 유지하려는 경향이 있다. 따라서 갑자기 체중이 늘어난 경우에 비만을 막으려면 3개월 이내에 치료해야 한다. 3개월이 지나면 늘어난 체중이 자신의 정상체중역할을 하게 되므로 치료가 어려워지기 때문이다.

특히 산후 비만을 예방하기 위해서는 출산 후 3개월 이내의 체중관리가 무엇보다 중요하다.

3. 고혈압, 당뇨, 암과 해독

(1) 대사장애질환

먼저 대사장애질환은 스트레스로 인한 흥분의 지속에서 비롯된다. 사람의 상태는 크게 긴장상태와 이완상태로 나눌 수 있다. 자율신경을 기준으로 나누어 본다면 긴장상태는 교감신경우위의 상태로 이해

생일을 알면 해독이 보인다

할 수 있고, 이완상태는 부교감신경우위의 상태로 이해할 수 있다.

긴장상태는 외부의 위험에 대처하는 상태로써, 최대한 에너지의 소비를 줄이고 아껴서 한꺼번에 폭발적으로 이용할 수 있도록 준비하고 있는 상태를 말한다. 이러한 상태에서 외부의 위험이 닥치게 되면 민첩하게 피하거나 해결하는 것이다. 따라서 이때는 인체대사를 최대한 억제한다. 혈액 내에 영양을 축적하면서 사주경계에만 힘쓰고, 영양을 소비하거나 해독 및 재생의 대사활동은 하지 않는 것이다.

이완상태는 반대의 상태로써, 외부의 위험이 없고 최대한 편안한 상태를 말한다. 이때는 영양을 사용하여 해독 및 재생의 대사활동을 진행한다.

강하면서 일시적인 긴장도 몸에 무리를 주겠지만, 약하더라도 지속적인 긴장상태 역시 대사활동을 지속적으로 방해하여 정상적인 대사가 수행되지 못하게 한다. 그로 인해 대사장애와 관련된 질병들이 발생하는 것이다. 또한 흥분상태가 지속되는 상태에서 음식을 섭취하지 않는다면 잉여영양이 발생하지 않을 수도 있겠지만, 음식을 섭취하게 되면 잉영영양이 발생한다. 그렇게 되면 결국에는 과잉되어 다시 대사를 방해한다.

지속되는 흥분상태에서 혈액은 심장과 골격근육 쪽으로 몰리고 내장과 피부 쪽의 혈관은 수축되어 혈액이 부족해진다. 다시 말해 혈액은 큰 혈관 쪽으로 몰리고, 모세혈관 쪽으로의 혈액공급은 부족해진다. 결국 영양이 세포로 이동하는 것이 어려워지므로 영양이 혈액 속에 쌓이게 되어 당뇨병과 고지혈증이 발생하게 된다.

또한 긴장상태는 활성산소의 발생을 증가시킨다. 활성산소의 피해를 막기 위해서, 혹은 각 세포들에게 항산화제인 콜레스테롤을 보내주기 위해서, 혈액 속으로 콜레스테롤을 집중시킨다. 따라서 고지혈증이 발생한다.

활성산소는 긴장상태로 인해 수축상태에 있는 혈관의 내벽을 손상시켜, 동맥경화를 유발하고 유전자를 변형시켜서 세포에 암을 발생시킨다.

지금까지의 내용을 간단히 정리해 보면, 지속적인 흥분상태는 내장과 피부의 혈관을 수축시키고, 혈액 속을 고지혈 상태로 만들고, 혈관벽을 손상시켜 동맥경화를 만들고, 혈압을 높이며, 혈당이 세포로 이동하지 못하고, 세포에서의 대사활동이 억제되어 당뇨병을 만들고, 세포에 산소공급이 부족해져 분열활동에 변형을 유발하고, 활성산소가 유전자의 변형을 유발하여 암을 발생시킨다. 그러므로 모든 대사장애증후군의 출발은 흥분상태의 지속으로 볼 수 있다. 흥분상태는 정신적인 스트레스와 육체적인 스트레스에서 함께 발생하며, 정신적 스트레스는 현재의 심리적 갈등뿐만이 아니라 숨어 있는 과거의 심리적 갈등에 의한 스트레스도 포함된다.

대사활동은 한의학적으로 승강출입이라고 한다. 다시 말해, '들어오고-올라가고-내려오고-나가는' 과정이다. 따라서 대사장애증후군의 한의학적 해석은 승강출입의 장애라고 볼 수 있다.

사람은 인체의 수많은 부분이 조화롭게 협력하면서 함께 변화해가고 승강출입의 대사를 수행하고, 그 결과로 항상성을 유지하는 존재다. 따라서 승강출입은 대사장애증후군을 한의학적으로 재해석하는 수단이 될 뿐만 아니라 치료의 기준이 되기도 한다.

승강출입의 관점에서 보면, 대사장애증후군에서 나타나는 질병들인 고혈압, 당뇨, 암에 있어서 그 자체만의 독립적인 의미는 사실 중요하지 않다. 인체의 전반적인 대사과정에 장애가 발생한 결과로써 고혈압, 당뇨, 암이 발생하는 것이다. 다시 말해서 고혈압은 대사장애의 결과로 고혈압이 나타나는 것이고, 당뇨는 대사장애의 결과로 당뇨가 나타나는 것이다. 따라서 고혈압을 진단하여 혈압만을 정상상태로 돌리거나 당뇨를 진단하여 당뇨만을 정상상태로 돌리는 것은 근본치료가 될 수 없다. 그러므로 무너진 승강출입의 대사과정을 회복시켜, 대사과정이 정상화된 결과로 혈압이나 당뇨가 정상화되어야 근본적으로 치료가 되는 것이다.

다시 정리하면 고지혈, 고혈압, 당뇨, 암을 치료할 때 병명에 집착하여 수치와 형태만을 정상화시키는 것은 진정한 치료에서 벗어난다. 질병의 진단명에 의지하지 않고 대사장애가 일어났음에 집중하여, 인체의 대사활동을 정상화시키는 것을 위주로 치료해야 진정한 치료가 이루어진다.

승강출입의 관점에서 치료과정을 설명해보면, 먼저 승강출입의 활동을 담당하는 요소들인 호흡하기, 먹기, 자기, 배설하기, 아랫배 따뜻하기를 중심으로 전반적인 인체활동들을 자세히 살펴 문제점을 찾아내는 것이 중요하다. 그리고 그 문제점들을 바로잡아 전체적인 승강출입의 과정을 정상화시켜야 한다. 승강출입이 정상화되면 대사장애 증후군은 저절로 치료되는 것이다.

여기에서 주의해야 할 점이 있다.

인체의 대사는 한 번이나 잠시 동안에 일어났다가, 사라지고, 중단되는 것이 아니라, 순간순간 일어나면서 지속적으로 이어나간다는 사실이다. 대사장애로 일어나는 질병도, 한 번이나 잠시 동안의 장애에 의하여 나타나는 것이 아니고, 순간순간의 대사장애가 오랫동안 지속되어 발생하는 것이다. 따라서 대사장애로 나타나는 질병도 한 번이나 잠시 동안의 대사가 잘 이루어진다고 해서, 치료될 수 있는 것이 아니고, 순간순간의 대사들이 정상화되고, 이러한 상태가 오래 지속되는 과정을 거쳐야 치료될 수 있다. 따라서 질병이 낫느냐 낫지 않느냐는 단편적이고 결론적인 것에 관심을 두지 말고, 순간순간의 대사활동이 정상화되어 있으며, 그 상태가 계속 이어지고 있느냐의 여부가 중요한 것이다. 정상화된 대사활동이 지속된다면, 대사장애로 발생한 질병은 결국 치료될 것이기 때문이다.

한걸음, 한걸음의 치료에 임하기도 전에, 목적지에 도달할 것인지 못할 것인지의 여부에 집착하는 것은, 치료과정에 많은 왜곡을 불러온다. 대사를 정상화시키는 것이 급한 것이고 중요한 것인데, 근본치료는 하지 않고 성급하게 증상만을 억제하는 직접적인 치료를 먼저 하기 때문이다. 대사를 정상화시키면, 저절로 좋아질 증상들을 대상으로 필요 없는 치료를 할 수 있다. 이것은 오히려 건강을 회복하는 데 방해가 될 수 있다.

또한, 일시적인 증상이나 질병명에 집착하면, 그때그때의 대사과정을 살피지 않고, 대사와는 무관하게, 습관적이고 고정적인 치료를 해나가게 된다. 따라서 다음과 같은 문제들이 발생할 수 있다.

고혈압약을 무의미하게 복용하는 경우가 발생한다. 고혈압약을 복용하는 사람들 중에 일부는 필요 없는 상황에서도 습관적으로 복용하는 경우가 있다. 일시적으로 혈압이 올랐을 때 복용하기 시작하고 그 후에 습관적으로 복용하는 것이다. 일시적으로 올랐던 혈압이 면역력에 의해 스스로 안정을 찾을 수도 있지만, 그것을 살피지 않는 것이다.

치매나 파킨슨 질환도, 합성의약품을 복용하는 것이 효과가 없는 경우도 있는데, 습관적으로 복용하고 있는 경우가 있다.

순간순간 살펴서, 치료에 도움이 되는 경우에는 복용을 지속해야 하지만, 치료 효과가 없거나 오히려 나빠지는 것이 확인되면, 복용을 즉시 중단해야 한다.

(2) 고혈압

고혈압의 특징은 신경성, 실증성, 심장흥분, 독소, 혈관염증, 혈관 탄력성 저하 등이다. 고혈압이라고 하면 소금과 고지혈증과 스트레스를 떠올리는데, 이밖에 유해물질의 영향도 크게 받는다. 중금속은 대뇌나 신경, 신장, 유방과 같이 지방으로 이루어진 조직에 축적되기 때문에 다발성 경화증, 우울증과 같은 신경질환이나 혈압을 조절하는 신장과 관련된 질병을 유발한다. 또한 합성화학물질도 지방조직에 축적되기 때문에 일차적으로 신경과 신장, 혈압 관련 질환을 유발시킨다. 또한 중금속과 합성화학물질에 의해 혈관이 굳어지기 때문에 고혈압이 발생한다. 본래 혈관은 고무줄처럼 탄력성이 뛰어나, 혈액량이 증가하더라도 혈압이 급격하게 오르지 않아야 한다.

다른 만성 질병과 마찬가지로 고혈압도 영양 상태가 균형을 이루지 못하고 칼슘, 마그네슘, 칼륨, 인, 황 등의 미네랄이 부족해서 발생할 수 있다.

또한 말초혈관을 확장시키기 위한 운동 반신욕 찜질 등의 노력이 필요하다.

(3) 당뇨

당뇨병의 특징은 신경성, 허증성, 피로, 고영양, 지질, 고콜레스테롤, 세포막투과성 저하다.

인슐린을 생성하는 췌장의 기능이 약해지는 원인은 가공식품, 합성약품, 플라스틱, 살충제 등 일상생활에서 수시로 접하는 합성화학물질에 의해 면역체계가 약해지기 때문이다. 특히 가공식품을 통해 들어오는 트랜스지방은 세포의 문을 닫게 하므로 인슐린이 제 기능을 하지 못하게 하는 주범이 된다. 따라서 당뇨병을 치료하기 위해서는 가공식품과 합성약품을 피하고, 채소와 과일, 오메가지방 같은 인체가 필요로 하는 건강한 음식을 먹으며, 적절한 운동을 유지해야 한다.

또한 당뇨병의 치료과정 중에는 혈당수치에 집착하여 탄수화물섭취를 무조건적으로 줄여 영양부족에 빠지는 경우가 있다. 이때는 무조건적인 탄수화물섭취의 제한보다는 혈당조절의 대사를 방해하는 스트레스와 소화기의 문제부터 바로잡아야 한다.

당뇨환자에게도 스스로를 혈당이 높은 사람으로만 인식하게끔 하기보다 혈당조절능력이 약한 사람이라고 생각하게 하면, 단순히 혈당의 수치만을 낮추는 것이 아니라 혈당을 조절하는 능력을 높여주는 근본적인 치료방법을 이용할 것이다.

혈당조절능력은 스트레스 조절능력, 식욕조절능력, 소화능력, 순환능력, 혈관과 세포벽통과능력 등과 연결되어 있다. 적당히 먹고, 소화가 잘되고, 골고루 퍼지고, 세포에서 대사된다면 혈당의 수치는 저절로 조절될 것이다. 따라서 스트레스와 소화기의 정상화부터 시작되어야 한다. 스트레스와 소화기의 정상화가 음식섭취의 정상화를 이끌기 때문이다.

또한 혈당조절능력에 맞는 탄수화물의 섭취 가능량을 살펴 적절히 섭취하는 노력이 중요하다.

(4) 암

암의 특징은 신경성, 혈관투과성 저하, 혈구능력 저하, 산소의 세포막투과성 저하, 호기성 미생물의 사멸, 혐기성 미생물의 과다증식이다.

스트레스와 중금속 등 유해물질이 인체에서 활성산소를 만들어 유전자를 변형시켜 암을 발생시키거나, 혈관에서 수축과 경화와 경색이 일어나거나 혈액이 탁해져서 세포로의 산소공급이 중단되면, 세포대사에 변형을 유도하여 암을 발생시킨다.

또한 독소의 유입이나 수면장애 영양부족 체온저하 등의 생활 문제가 면역력을 약하게 만들면, 암세포의 초기 발생을 억제하지 못하게 되어 암을 발생시킨다.

생일을 알면 해독이 보인다

(5) 대사장애증후군의 해독법

㉮ 근본적인 원인인 긴장상태를 완화시킨다

적당한 운동이나 활동, 명상, 요가, 충분한 수면, 취미활동, 즐거운 일 하기 등으로 긴장을 풀어준다. 느리고 깊은 호흡을 자주 하여 흥분도 가라앉히고, 산소의 이용효율을 높여준다. 또한 긴장이나 흥분은 한의학적으로 심장에 열이 있는 것으로 해석할 수 있다. 심장의 열을 아래로 내리기 위하여 소화기의 운동을 높여주고, 아랫배를 따뜻하게 해주고, 신장의 호르몬생성을 늘려주고, 혈액순환을 촉진한다.

㉯ 장의 활동을 높여주기 위하여 식이섬유를 충분히 섭취한다

식이섬유는 장의 활동을 촉진하여 부교감신경의 활동을 강화하고 교감신경의 긴장상태를 완화해 준다.

㉰ 육체적인 무리를 하지 않는다

운동이나 노동을 할 때 피곤해지거나 힘들어지면, 중단하고 휴식을 취한다. 힘들어지면 오히려 교감신경의 긴장을 유도할 수 있다. 특히 야간에는 육체적 활동을 하지 않는다. 물론 정신적 활동도 하지 않아야 한다. 야간에는 수면을 취하는 것이 우선이기 때문이다.

㉣ 적극적인 해독을 실시한다

고혈압, 당뇨, 암은 혈액의 상태와 혈관의 상태가 중요하다. 따라서 혈액의 상태를 맑게 하고 혈관에 탄력을 회복시키는 해독요법을 적극적으로 실시한다. 각종 유해물질, 과다한 지질, 대사산물 등의 제거를 중점적으로 한다. 대사산물의 적극적인 배출은 대사활동의 회복을 의미한다.

주로 이용하는 해독의 통로는 대변과 소변, 땀이다. 피부로의 해독이 피부에 문제를 일으키지 않는 한, 피부로의 해독도 최대한 이용해야 한다. 될 수 있으면 많은 해독법을 이용하는 것이 좋다. 해독의 속도를 늘려야 하기 때문이다.

또한 입과 호흡과 피부를 통하여 들어오는 각종 유해물질의 유입을 차단한다.

혈관벽과 세포막에 쌓이는 지질은 세포막과 혈관의 투과성에 장애를 일으키므로 적극적으로 지질을 제거한다.

㉤ 과일과 야채를 섭취한다

해독과 면역과 재생의 대사를 활성화시키고 항산화력을 강화하기 위하여 비타민, 미네랄, 효소, 식이섬유 같은 부영양소의 충분한 섭취가 필요하고, 특히 항산화력을 높이기 위하여 항산화제가 많은 과일과 야채의 섭취를 늘려야 한다.

㉿ 체온을 높인다

운동과 찜질 등으로 체온을 높여 대사를 활성화시키고, 특히 면역력을 높여 암세포를 제거하는 능력을 강화한다.

4. 불면, 화병, 우울증과 해독

(1) 신경증에 대하여 알아본다

신경증이란 내적인 심리적 갈등이 있거나 외부에서 오는 스트레스를 다루는 과정에서 무리가 생겨, 심리적 긴장이나 증상이 일어나는 인격변화를 말한다. 따라서 신경증의 원인은 대부분 스트레스다.

스트레스가 발생하는 과정은 두 가지로 나누어 볼 수 있다. 내적인 심리적 갈등으로 인한 스트레스와 외부에서 오는 스트레스다.

또한 신경증뿐만 아니라 모든 질병과 증상의 95%는 스트레스가 그 원인이라고 볼 수 있다. 다시 말해서 문제가 무엇이든 십중팔구는 스트레스가 원인이라고 볼 수 있다는 것이다. 그러므로 질병과 증상을 근본적으로 치유하는 길을 찾기 위해서는 지속적이고 예측 가능한 스트레스 치유법을 만들어 내야 한다.

스트레스 치유법은 먼저 내적인 심리적 갈등을 해소하고, 그 해소를 바탕으로 새로이 주어지는 스트레스를 무리 없이 이겨낼 수 있는 능력을 기르는 것이다.

보통은 내적인 심리적 갈등을 알아내고 해소하기 위해서 정신분석을 이용한다. 정신분석이란 환자와의 대화를 통하여 어릴 적의 숨겨진 정신적 상처를 찾아내어 이를 해소해주는 것이다. 정신적 상처는 우리의 내면에 깊숙이 자리 잡고 있으며, 현재의 환경과는 전혀 관련이 없다. 그러므로 현재의 환경에서 주어지는 외부적인 스트레스가 없다고 하더라도 이미 내적인 스트레스에 노출된 상태로 볼 수 있다. 왜냐하면, 스트레스가 없다고 말한 사람의 90% 이상이 실은 정신적 상처로 인한 심리적인 스트레스 상태에 있다는 연구결과가 나왔기 때문이다.

감추고 싶은 파괴적인 기억을 계속 억압하려면 엄청난 에너지가 필요하다. 그리고 이 에너지는 지속적으로 소비된다. 파괴적인 기억은 매일 매시간 마다 억압되어야 하기 때문이다. 그래서 지속적으로 세포기억을 억압하기 위해 에너지의 상당한 비율이 소비되며, 그 결과 다른 부분에서 에너지가 부족하게 되는 양상이 비롯된다. 한마디로 건강에 여러 가지 문제가 발생하는 것이다.

그동안 의학계는 많은 연구를 통해 성인의 만성 통증, 만성적인 건강문제 등이 파괴적인 세포기억을 억압한 결과라는 것을 확인하였다.

꿈은 억압된 소망과 잠재적 사고가 결합한 것이므로, 무의식의 세계를 살펴볼 수 있는 좋은 재료가 되며 정신분석의 주요대상이 된다. 정신분석 때문에 숨겨진 상처가 드러나면, 드러나는 순간부터 상처를 숨기기 위한 노력이 필요 없어지므로 억압으로 인한 스트레스는 저절로 줄어든다. 따라서 신경정신과 의사의 심리치료능력은 무의식의 세계를 얼마나 많이 의식의 세계로 이끌어 낼 수 있느냐에 달려 있다.

그러나 실재 임상에서는 정신분석으로 숨겨진 상처를 찾아내고 그 상처를 보듬어서 치료하려는 방식인 직접적인 원인제거의 방법보다는, 정신건강의 바탕이 되는 자존감을 높여주기 위한, 배려와 사랑을 주는 간접적인 방법이 더 중요하다. 치료과정에서 나타나는 저항이 적기 때문이다.

가령 문을 대신 열어준다거나, 웃으며 맞이해 주거나, 따뜻한 말 한마디를 건네거나 하는 등의 작은 배려와 사랑 속에서 자존감이 싹트고 자라면, 상처는 저절로 치유된다.

또한 자존감은 스트레스의 조절능력을 강화해준다. 자존감이 상처를 치유하고 스트레스를 제거하고 스트레스의 발생을 줄여주기 때문이다. 따라서 정신적 건강을 찾기 위해서는 원인을 제거하는 직접적인 방법보다는 자존감을 높여주는 간접적인 방법이 더욱더 좋다.

이러한 자존감은 어느 특정한 순간에 일시적으로 나타나는 것이 아니다. 대체로 부모나 보호자가 아이에게 바라는 기대감을 구분해내고, 그 기대감을 아이가 충족시켜 줄 수 있을 것인가에 대하여 생각할 수 있는 능력을 갖추게 되는 4세쯤에 형성이 되며 이후 유년기를 거치면서 점차 발달한다. 따라서 어릴 적부터 미리 자존감을 길러주는 것이 매우 중요하다.

　자존감은 사랑으로 보살핌을 받을 때 더욱 강해진다. 그 예로 새끼들을 많이 핥아주는 어미들을 다른 새끼들과 붙여놓으면 갓 태어난 새끼들의 유전자 안에 들어 있는 스트레스 조절능력이 의붓어미의 높은 양육수준에 의해 일깨워진다고 한다. 즉 새끼를 사랑으로 감싸는 어미의 양육태도에 의해 변화된 유전자 활동이, 새끼들의 두려움을 줄여주고 새끼들의 스트레스 조절능력을 강화해준 것이다.
　또한 자존감은 배려를 받는 것보다 배려를 베풀 때 더욱 강해진다. 예를 들어, 집단생활을 하는 영장류는 서로의 털을 손질해주는 행위로써 교제를 하고 친화관계를 형성한다. 이들 원숭이들이 분비하는 코티솔을 측정해보니, 짧은 꼬리원숭이의 암컷이 상대 원숭이의 털을 빗겨줄 때 손질을 받는 원숭이보다 털을 손질해주는 원숭이가 스트레스를 덜 경험한다는 사실이 밝혀졌다. 짧은 꼬리원숭이 암컷이 다른 원숭이들의 털을 손질하는 시간이 길어지면 길어질수록 스트레스는 더욱 줄어들었다. 이로써 남을 배려하고 사랑하는 것이 스트레스 조절능력을 강화시켜 준다는 사실이 입증된 셈이다.

또한 과거의 아픈 기억은 기억으로만 끝나지 않고, 현재의 스트레스를 증폭시키기도 한다. 스트레스가 되지 않을 것을 스트레스로 만들기도 하고, 작은 스트레스를 큰 스트레스로 만들기도 하는 것이다. 이것들로 인하여 여러 가지 질병들이 나타난다. 다시 말해서, 과거의 아픈 기억에 집착하여 현재 상황을 더욱 나쁘게 왜곡하면, 스트레스가 증폭되어 질병을 만들게 되는 것이다.

그러므로 이 시점에서는 기억은 기억일 뿐 현재 상황과는 무관하다는 것을 자꾸 깨우쳐줘야 한다. 기억 속의 스트레스와 현재의 스트레스는 다른 것이고 관련이 없다는 걸 알게 되면, 스트레스는 저절로 증폭되지 않는다. 결국엔 질병을 일으키지도 않고 기존의 오해로 인해 만들어진 질병 역시 치유되는 것이다.

(2) 불면증

불면증은 한방신경정신과의 중심질환으로 신경정신질환의 시초이자 치료의 출발점이다.

스트레스나 욕심으로 인한 정신적인 자극은, 성인들에게 수면장애를 일으키는 가장 일반적인 원인이 된다. 성인들은 일상생활을 계속하고자 하므로 쉽게 잠들지 못하는데 그중에서도 걱정은 가장 큰 영향을 끼친다. 앞을 짐작할 수 있는 우리의 능력은, 우리로 하여금 미래에 일어날 수 있는 모든 불행과 일어나지 않을 많은 일들도 미리 걱정하게 만든다. 따라서 잠을 잘 자기 위한 첫걸음은, 안정된 마음과 차분한 생각을 가지고 모든 것이 헛된 걱정일 뿐이라는 결론을 도출하여 미래의 걱정들을 없애는 것이다.

반면 어린이들의 수면을 방해하는 자극은 정신적인 자극 중에서도 충족되지 않은 소망들이다. 이러한 소망들에 대해 충족시켜 주는 꿈을 꾸는 방식으로 그 자극을 완화해준다. 따라서 수면을 촉진하는 생일안심탕을 이용하여 충분한 수면을 취하게 해주면 자극은 완화되며, 정서가 안정된다.

또한 불면증은 심장에 열이 쌓이거나, 소변을 자주 보거나, 기운이 없거나, 아랫배가 차거나, 소화장애가 있거나, 통증이 있거나, 다른 불편한 증상이 있을 때도 나타난다.

불면증의 가족력이 있거나, 6개월 이상 양방수면제를 복용했거나, 발병 후 1년 이상 지났거나, 심한 정신적 충격으로 발병하였거나, 오랜 스트레스가 있는 경우에는 치료기간이 길어지고 치료가 까다롭다.

다음은 불면증의 치료를 돕는 생활개선을 살펴본다.

㉠ 낮에 30분 이상 햇볕을 쐬어 준다.

㉡ 적당한 육체적 활동이나 운동을 하여 잘 시간엔 몸을 약간 피곤하게 만드는 것이 좋다.

㉢ 명상이나 요가 등을 이용하여 긴장을 풀고 마음을 편안하게 해주며, 잠 이외의 무언가에 대한 관심이나 생각을 하지 않는 것이

좋다.

ⓡ 저녁은 될 수 있는 대로 늦지 않게 먹고 소식을 하여, 잠자리에 들 때는 공복을 만드는 것이 좋다.

ⓜ 9시 이후에 졸리는 느낌이 올 때, 가급적 바로 잠자리에 들어야 한다. 시간을 놓치면 잠들기 어려울 수 있기 때문이다.

ⓗ 낮잠은 30분 이상 자지 않는 것이 좋다. 30분 이상 낮잠을 자면 저녁의 정상적인 수면을 방해할 수 있기 때문이다.

ⓢ 좋은 수면환경을 배려해야 한다. 따라서 조용하고 어둡고, 편안하고 덥지도 춥지도 않고, 습하거나 건조하지 않게 해주는 것이 좋다.

(3) 화병

화병은 심장 즉, 마음에서 비롯되며 분노와 같은 감정과 연관이 있고, 이러한 감정을 풀지 못하고 쌓아두는 과정을 거치며, 화의 양상으로 폭발하는 증상이 있는 질환이다. 또한 화병은 일시적인 스트레스 반응이 아니며, 가족 내 갈등과 사회적인 문제, 재정적 손실, 인간적인 배신 등으로 인하여 억울한 감정을 오래 쌓음으로써 발생한다. 따라서 스스로 병의 원인이 무엇인지 잘 아는 병이기도 하다.

화병이 만성적인 경과를 거친 뒤에 발병하는 이유는 복합적인 감정의 문제가 근본 원인이 되고, 감정의 문제가 오래 지속되면 분노로 바뀌며, 그 분노마저 억제하기 힘들어지는 나이에 이르러서야 외부로 표출되기 때문이다. 남자보단 여성이 스트레스에 더 취약한 특성이 있으므로 화병은 주로 40~50대의 여성에게서 많이 발생하며 직업이 없는 가정주부에게서 특히 더 많이 나타난다.

화병의 증상은 뚜렷한 스트레스를 겪은 사건과 관련하여 심한 정도로 가슴이 답답하고 열감을 느끼거나 자주 억울하고 분한 감정을 느끼는 과정을 6개월 이상 겪은 후에 발생한다. 신체증상으로는 두통, 얼굴의 열기, 현훈, 갈증, 심계항진, 가슴의 치밈, 목이나 가슴의 덩어리, 답답함, 소화장애 등이 나타나고, 정신증상으로는 우울, 불안, 신경질, 짜증, 죽고 싶다, 사는 재미가 없다, 의욕이 없다, 허무하다, 잘 놀란다, 화가 폭발한다 등이 나타난다. 특히 화가 폭발하는 것이 화병의 가장 중요한 증상으로 볼 수 있다.

⑷ 우울증

우을증은 마음의 감기라고 한다. 건강한 사람도 한 번씩 감기에 걸리듯 마음이 건강한 사람도 한 번씩 우울해지는 것이다. 우울증이 심하고 오래 유지되면서 자살 충동이 있다면 심각하게 받아들이고 전문적인 치료를 해야 하지만 그렇지 않다면 오히려 담담하게 대하는 것이 좋다.

⑸ 신경증의 해독

㉮ 사랑한다

우선 어릴 때부터 사랑과 보살핌과 배려를 받아야 한다. 내부적인 심리적 상처가 생기게 되면 지속적인 스트레스를 만들게 되므로, 내부적인 심리적 상처를 만들지 않는 것이 가장 우선해야 할 신경증의 해독법이라 할 수 있다.

그러므로 가능한 한 많이 사랑하고 보살피고 배려해야 한다. 이러한 마음과 노력이 내부적인 심리적 상처를 해소하고 새로운 스트레스를 이겨내는 가장 좋은 방법이기 때문이다.

㉯ 배를 편안하게 해준다

머리를 맑게 하려면 배를 편안하게 해주어야 한다. 최근 부족해지면 우울증의 원인이 된다고 하는 '세로토닌'이나 하루의 리듬을 조절하고 특히 수면과 깊은 관련이 있다는 '멜라토닌' 등의 뇌의 호르몬 물질이 위와 장에도 존재한다는 것이 밝혀지면서, 위와 장과 뇌는 매우 연관이 깊다는 사실이 증명되었다. 그래서 걱정거리가 있거나 초조한 기분이 들면 설사를 하거나 변비에 걸리거나 위궤양이 생기는 것이며, 반대로 위장상태가 좋지 않으면 기분도 안 좋은 것이다. 따라서 위와 장을 튼튼하게 해주는 것이 정신을 편안하게 해주는 지름길이 된다.

위와 장을 튼튼하게 해 주기 위해서는 먼저 소화기에 무리를 주는 음식물의 섭취를 줄여야 하고, 씹는 것과 같이 입안에서부터 시작하는 소화활동을 강화해주어야 한다. 또한 위와 장의 활동력을 높이기 위해서는 에너지를 충분하게 보충시켜주어야 하고, 복부 온도가 충분히 따뜻해야 하며 식이섬유와 유익균이 충분히 공급되어야 한다.

㉲ 혈액을 맑게 해준다

혈액이 유해미네랄을 비롯하여 독성물질로 오염이 되면, 뇌의 신경 전달물질의 기능을 방해한다. 또한 혈관으로 들어간 해로운 물질은 혈액이 신경계로 유입되는 걸 막는 일을 한다. 혈액이 독소에 오염이 되면 신경계로의 혈액순환에 장애가 오기 때문에 신경증을 치료하기 위해서는 장을 튼튼하게 해주고 혈액을 맑게 해주는 것이 필요하다. 다시 말해서 장과 혈액을 해독하는 것이다. 장을 해독하기 위해서는 위장을 튼튼하게 하여 소화를 촉진하고 장으로 유입되는 음식의 문제를 제거한다. 그리고 충분한 식이섬유와 물의 섭취를 이용하여 대장의 유해물질을 배출하고 유해물질이 장에서 흡수되는 것을 막아 혈액으로 유입되지 않게 해준다. 장이 해독되면 혈액도 해독된다.

생일을 알면 해독이 보인다

㉮ 수승화강의 혈액순환을 촉진한다

혈액순환이 잘 되어야 혈액도 맑아지고 장도 튼튼해지며 심장에 열도 쌓이지 않는다. 심장이 안정되면 뇌의 활동이 흥분하거나 긴장되지 않아서 정신활동이 편안해진다. 따라서 불면증과 화병을 치료할 때는 운동이나 활동, 반신욕, 족욕, 명상요가, 향기요법, 음악요법을 이용하여 심장의 화를 내려 심장을 튼튼하게 만드는 것이 중요하다.

5. 통증과 해독

(1) 통증

통증은 증상을 기준으로 크게 염증성 통증, 근육성 통증, 신경성 통증으로 나눌 수 있고 몸의 상태를 기준으로 허증성 통증과 실증성 통증으로 나눌 수 있다.

염증성 통증은 외상이나 감염이나 면역계의 이상으로 발생하며, 국소적이고 붓고 열이 동반되는 통증이다. 다만 면역계의 이상으로 발생할 때에는 전신적으로 통증부위가 나타날 수 있다. 염증성 통증은 염증을 가라앉히는 치료가 우선이다.

근육성 통증은 혈액순환장애와 피로물질축적, 에너지 부족 등으로 근육이 수축되면 나타나는 통증이다. 통증만 치료하기보다는 인체의 전반적인 기능의 회복이 함께 이루어져야 한다.

근육성 통증의 주된 원인은 근육의 활동이다. 활동이나 운동을 많이 하면 근육긴장이 늘어나 통증을 유발하게 된다. 활동이나 운동 후 바로 통증이 일어날 수도 있지만 많은 경우, 피로가 일정기간 동안 쌓이는 과정을 거친 후에 그 결과로 나타난다.

이때 나타나는 통증은 대부분 피로를 회복하기 위한 과정에서 나타난다. 피로물질을 배출하고 새로운 영양을 보충하려는 대사가 일어나고, 그 과정에서 혈액의 순환을 촉진하기 위해서 혈관이 확장한다. 혈관을 확장하는 물질이 통증자극을 받아들이는 신경세포를 자극해서 통증을 느끼게 되는 것이다. 따라서 통증은 혈액의 상태와 혈관의 상태와 모세혈관의 순환상태와 깊은 관련이 있다.

근육성 통증은 한 부분의 통증만 나타나는 것이 아니고 인체의 여러 부분이 동시에 나타나는 경향이 있다. 또한 가만히 있으면 통증이 안정되며 활동 시에는 통증이 더욱 심해진다.

통증에 대한 감각이 민감해진 상태에서는 통증을 더 잘 느끼거나 더 강하게 느끼게 되어 새로운 통증이 나타나기도 한다. 따라서 스트레스가 많거나, 긴장하거나, 몸에 기운이 없거나, 피곤하거나, 독소물질이 많아서 통증을 받아들이는 신경이 예민해지면 여러 부분에서 동시에 통증을 느낄 수 있다.

생일을 알면 해독이 보인다

신경성 통증은 신경증을 이야기하는 것이 아니라, 중추신경인 척추 신경의 분지가 자극을 받아서 통증이 나타나는 것을 의미한다. 근육의 피로가 누적되거나 에너지가 부족해져서 근육의 수축력이 부족해지면, 척추 주변의 근육도 무력해져 척추의 지지역할을 못 해 주게 되는데 이때 척추가 변형되거나 척추 주변이 뭉쳐서 척추에서 나오는 중추신경을 자극하게 되어 통증이 나타나게 되는 것이다. 이 경우 척추에서 뻗어 나오는 신경분지를 따라서 통증이 연결되어 나타난다. 이때는 가만히 있어도 통증이 지속되는 경향이 있다.

허증성 통증은 인체가 허약한 상태에서 통증이 나타나는 경우다. 자신이 스스로 느끼는 자각통증이 은은하게 나타나거나 눌러서 발생하는 압통이 나타나지 않으면 허증으로 분류한다.

보통은 통증이 나타났다가 사라졌다가를 반복하고 이곳이 아팠다가 저곳이 아팠다가를 반복한다. 또한 통증이 있어서 정확한 자리를 알아보려고 살펴보아도 정확하게 아픈 자리를 찾기 힘든 경우가 많다. 따라서 경락을 이용한 진단이 어렵고, 치료점을 찾기도 어려운 특성이 있다.

진단도 어렵고 치료점을 찾기도 어려울 때에는, 본격적인 치료를 하기 전에 진단을 위한 치료가 필요할 수 있다. 넓은 부위의 통증부위를 우선적으로 치료하거나 면역력을 강화하는 치료를 우선 실시하여 통증이 나타나도록 유도하면, 통증부위의 주변통증이 제거되거나 면역력이 상승하여, 본래의 통증이 나타난다. 본래의 통증이 나타나면 그것을 바탕으로 경락학적 진단을 이용하여 세밀히 진단한 후에 본격적인 치료를 시작한다.

　실증성 통증은 체력이 좋은 상태에서 통증이 극심하게 나타나거나 압통이 심하게 나타나는 경우다.

　실증이란 표현에서 실하다는 것은 유해물질인 사기(독소)가 많다는 의미이고, 유해물질에 초점을 맞춘 용어다. 하지만 면역력이 유해물질에 활발히 반응하는 것이므로, 에너지도 충분하고 면역력도 충분하다고 볼 수 있다. 유해물질과 자극물질이 과다하더라도 이것들에 반응하는 면역력과 인체기능이 약하다면 증상이 활발하게 나타나기 어렵기 때문이다.

　따라서 통증이 심한 상태에선 주영양소인 탄수화물과 지방, 단백질의 고칼로리 음식의 섭취를 줄이거나 금지하는 것이 도움이 된다. 왜냐하면, 고칼로리 영양소의 제한으로 일시적인 무력증을 유발하고 과다한 치료반응을 억제하여 극심한 통증을 줄일 수 있기 때문이다. 다만, 생리기능을 활성화하는 효소, 비타민, 미네랄, 생리활성물질, 수용성 섬유소 등은 섭취를 줄이거나 금지하여서는 안 되고 오히려 증가시켜야 한다. 질병의 치료를 위해서는 많은 치료대사가 필요할 것이고, 대사활동의 유지를 위해서 효소, 비타민, 미네랄은 더욱 많이 필요할 것이기 때문이다.

(2) 통증의 해독

통증을 해독으로 치료하는 것은 모든 통증에 이용할 수 있겠지만, 특히 실증성 통증을 해독으로 치료하면 더욱 효과가 좋다. 해독은 전체적인 대사를 촉진하여 치료하는 것이므로 한 부분의 통증보다는 여러 부분의 통증이 나타나는 경우에 효과가 더욱 좋다. 또한 통증 자체의 문제보다 통증에 민감해져서 발생하는 통증에도 효과가 좋다. 인체 내에 독소가 많이 쌓여 있으면 평소에 신경세포가 긴장되어 있어, 통증유발물질이 조금만 발생해도 통증을 느낄 수 있다. 본래는 통증을 유발할 만큼의 자극이 아닌데도 불구하고 민감해진 신경이 통증을 느끼는 것이다. 이런 경우에는 해독으로 유해물질의 농도를 낮추어 주어 통증의 발생을 예방할 수 있다.

염증성 통증은 해독으로 대사를 활성화하고 면역력을 높여주고 염증 반응의 과정이 빨리 이루어지도록 유도하여, 염증이 빨리 제거되고 그에 따라 통증이 없어지도록 해준다. 또한 휴식과 안정이 중요한데 이때 염증 부위에 대한 자극이 없어야 하고, 몸과 마음이 피곤하지 않아야 한다.

근육성 통증은 뭉친 근육을 풀어주고 혈액순환을 개선하는 것이 우선이다. 뭉친 근육을 풀어주기 위해서는 충분한 수면시간을 배려해야 하고 일정시간 이상을 누워 있어야 한다.

근육수축의 원인 중의 하나가 중력에 대한 저항이다. 일어서거나 앉아서 활동하기 위해서는 중력에 저항해야 하므로, 중력으로 인한 스트레스에 시달린다. 따라서 중력을 받지 않는 누워있는 시간을 배려하여 근육의 피로가 일정 이상 쌓이지 않게 해 주어야 한다. 만약 근육이 피곤해져 뭉치게 되면 혈액순환에 장애가 일어나게 되고, 통증유발물질이 발생하게 된다.

또한 수면시간은 근육이 이완되어 쉬는 효과만 있는 것이 아니라 적극적인 해독과 재생의 시간이다. 따라서 수면시간이 부족하면 근육 피로가 풀리지 않고 통증유발물질이 더욱더 쌓이게 된다.

특히 밤 10시부터 새벽 2시까지 골든타임을 중심으로 충분한 수면을 취하면 여성호르몬과 남성호르몬, 성장호르몬의 생성이 잘 되는데, 이들 호르몬이 생성되면 뼈를 단단하게 하고, 근육을 다부지게 해 준다. 다시 말해서 잠을 자면서도 근육을 단련시키는 것이다. 따라서 골든타임을 중심으로 충분한 수면이 이루어질 경우 헬스장에 다니면서 몸을 단련하는 효과, 다이어트 효과, 근육이 생기는 효과를 기대할 수도 있다.

또한 혈액순환을 개선하기 위하여 종아리나 등근육을 중심으로 적당한 운동을 해야 한다. 우리의 몸은 심장에서 전신으로 혈액을 흘려보낸다. 하지만 심장의 기능은 혈액을 흘려보내기만 할 뿐, 혈액을 되돌아오게 할 힘은 없다. 혈액을 다시 심장까지 되돌아오게 하기 위해서는 '제2의 심장'이라고 불리는 종아리나 등근육을 사용해야만 한다.

생일을 알면 해독이 보인다

이 근육들이 수축함으로써 일어나는 펌프작용으로 혈액이 되돌아오기 때문이다.

여기에서 주의할 점이 있다. 대부분 운동을 이용하여 통증을 개선하려는 경향이 있지만 운동은 적당히 하는 것이 좋다. 운동보다는 오히려 휴식이 먼저이고, 운동을 이용할 때에도 무리하지 않는 것이 중요하다. 만약 조금이라도 무리를 하게 되면 통증이 심해지거나 재발하기 때문이다.

신경성 통증은 척추 주변의 근육을 풀어주고 통증이 개선된 뒤에는 주변 근육을 강화하여 재발을 막는 치료까지 병행해야 한다. 다시 말해서 통증 치료와 함께 변형된 척추를 바로 잡아주는 것까지 해야 한다.

이때 치료의 중심은 척추와 척추 주변의 근육들이다. 척추와 척추 주변을 치료하면 신경성 통증은 저절로 안정되는 경향이 있기 때문이다. 치료의 중심점이 다르긴 하지만 근육을 풀어주고 근육을 강화하는 치료과정은 근육성 통증과 같다.

허증성 통증은 해독을 위한 생리대사가 잘 이루어지기 위해 몸과 마음의 안정과 에너지충전, 면역력 향상을 더욱 배려해야 한다.

실증성 통증은 해독을 이용한 가장 효과 좋은 치료대상이므로, 대소변을 통한 해독을 적극적으로 이용한다.

⑶ 통증의 치료과정에서 유의할 점

숨겨진 통증과 새로이 나타날 수 있는 통증에 대하여 이해해야 한다. 치료과정에서 새로운 통증이 나타나면 치료가 잘못된다고 오해할 수 있으며, 이러한 오해가 치료에 방해를 줄 수 있기 때문이다. 따라서 숨겨진 통증을 염두에 두고, 한 번씩 아팠다가 사라지는 곳과 현재의 통증이 나타나기 바로 전에 사라진 통증을 모두 살피면서 치료해야 한다. 왜냐하면, 현재의 통증이 치료되면 그전 통증이 다시 나타날 수 있기 때문이다. 다시 말해서, 선행통증과 현재의 잠재통증을 인식하고 배려해야 한다는 의미다.

또한 치료되는 과정에서 새로운 통증이 유발될 수 있다. 이는 통증 때문에 사용하지 않던 근육을 다시 사용하면서 일시적으로 나타나는 통증이다.

그 밖에도 치료 중에 새로이 발생하는 두 가지 통증을 알고 있어야 한다. 하나는 전에 쌓였던 피로나 며칠 전에 무리하게 활동한 것이 시간이 지난 후에 드러나는 과정으로 치료과정의 초기에 나타날 수 있는 통증이고, 다른 하나는 치료로 인하여 대사와 면역력이 활성화되는 과정에서 일시적으로 나타나는 통증이다. 이것들은 단순한 치료반응이며 일시적인 현상이다. 따라서 부작용으로 오해하면 안 된다. 그리고 치료 초기에 통증이 나타날수록 오히려 치료가 잘 되는 경우가 많다. 면역력이 좋을 때 나타나는 현상이기 때문이다.

⑷ 통증치료에 주로 사용되는 침의 해독효과

침은 근육의 경결을 풀고 면역세포를 유입하여 면역활동을 증가시켜주며, 혈액순환을 촉진하고, 노폐물을 배출하고, 새로운 영양을 공급하여 국소적인 해독의 활동을 강화해준다. 따라서 근육이 뭉치기 쉬운 분들, 특히 운동이나 노동을 많이 하거나 육체적 활동이 많은 분은 통증을 예방하기 위하여 정기적으로 침치료를 받으면 도움이 된다.

보통 뭉친 근육을 풀거나 피로를 해소하기 위하여 마사지나 여러 가지 요법을 이용하지만, 긴장된 근육을 풀어주는 효과는 침이 탁월하다. 물론, 혈액순환장애의 개선에도 당연히 침치료가 좋다.

또한, 침은 해독효과를 높이는 부교감신경을 항진시키는 작용이 있다. 침을 맞으면 기운이 빠져서 힘들다고 하시는 분들이 있는데 사실은 힘든 것이 아니고 부교감신경을 자극하고 근육이 이완되어 졸리는 것이다. 교감신경이 항진하여 긴장상태에 있으면 피곤해도 피곤한 줄을 모른다. 이때 침은 혈액순환을 촉진하고 면역력을 높이므로, 부교감신경을 강화하게 된다. 따라서 침을 맞으면 몸과 마음이 편안해지면서 긴장이 풀리고 졸리는 것이다. 졸리면 너무 힘들고 기운이 없다. 즉 침을 맞으면 기운이 없어지는 것이 아니라 근육이 이완되어 졸리기 때문에 기운이 없다고 느끼는 것이다. 하지만 부교감신경이 우위로 변하는 것은 치료에 있어 좋은 반응임을 명심하자. 그리고 침치료를 받고 나서 기운이 빠지는 느낌이 들면 들수록 잠자는 시간을 늘려, 충분한 수면을 취하면서 치료를 하면 치료효과가 더욱 높아진다.

6. 치매와 해독

대부분의 뇌질환을 한의학에서는 어혈로 본다. 치매 역시 어혈로 인하여 발생한다고 볼 수 있겠다. 어혈은 독소가 혈액을 오염시키고 오염된 혈액이 혈관세포를 병들게 하는 것이다. 따라서 혈관벽과 세포벽에 장애가 오면서 세포의 기능에도 장애가 발생하게 된다.

치매를 치료하는 방법은 두 가지다. 혈액이 부족하고 순환이 저하되어 있으면 보혈하는 생일보약으로 치료해야 하고, 혈액이 부족하지 않으면 어혈을 치료하는 생일해독탕으로 치료한다.

7. 성기능장애와 해독

(1) 발기력 부족

남성의 발기력 부족은 무기력과 스트레스 피로 해면체로의 혈액순환장애와 관련이 있다. 체력을 보강하는 것이 중요하고, 스트레스독·피로독·어혈독을 해독하는 것이 중요하다.

해독을 해주면 혈액의 상태가 좋아지고 혈관의 탄력성이 좋아져 해면체로의 혈액순환이 촉진되어 발기력이 향상된다. 체질별 생일해독탕을 처방하여 해독한다.

(2) 불감증

여성의 불감증은 무기력과 스트레스 피로 냉증 대사부족의 문제와 관련이 있다. 체력을 보강해주는 것이 중요하고, 스트레스독·피로독·냉독·대사부족독을 해독하는 것이 중요하다.

기운이 나고 마음이 긍정적이 되면서 성감대의 기능이 활발해지고 분비기능이 개선되어야 한다. 해독을 해주면 성감대의 기능이 개선되고 분비기능이 향상되어 불감증이 호전된다. 체질별 생일해독탕을 처방하여 해독한다.

8. 갑상선 기능 저하증과 해독

갑상선 기능 저하증은 호르몬 분비 기능의 장애라고 볼 수 있다. 갑상선 세포가 독소에 오염되면 기능에 장애가 발생하여 호르몬을 분비하지 못하는 것이다. 혈액이 해독되고 갑상선 세포가 해독되면 분비기능이 회복된다.

갑상선 기능 저하증이 잘 나타나는 무력체질의 경우 소화력을 높여주는 생일해독탕을 처방하면 잘 치료된다.

chapter 05

치험 예

필자의 '생일을 알면 건강이 보인다'는 책에서 자궁 근종, 암(면역력 저하), 아토피 피부, 탈모, 기미, 여드름, 대상포진, 비만, 혈압, 당뇨, 이명, 요추 디스크, 우울증, 구안와사의 치험 예를 소개하였으므로, 이번 해독 책에서는 중복을 피하면서 간단히 여섯 가지만 예로 들어 설명한다.

1. 한포진

주요증상 : 한포진

생일체질 : 무력체질, 24세 여자분, 마르고 하얀 피부

진단 : 급증으로 진단되어 해독 치료

처방 : 생일 해독탕과 생일 해독환 30일분 2회 처방

경과 : 30일 복용 후 95% 호전되었고, 마무리와 예방을 위해 30일 분 복용

설명 : 한포진은 독소가 피부를 자극하고 특히 손의 수습정체와 순환장애가 겹쳐 발생한다. 따라서 수습정체와 순환장애를 개선하는 것을 중심으로 해독을 실시한다.

2. 뺨의 홍반

주요증상 : 뺨의 홍반, 두드러기

생일체질 : 열체질, 49세 여자분, 통통하고 검은 피부

진단 : 실증으로 진단되어 해독 치료

처방 : 생일 해독탕과 생일 해독환 30일분 2회 처방

경과 : 30일분 복용 후 두드러기 증상이 사라지고 다시 30일분 복용 후 뺨의 홍반이 거의 소실 되었다.

설명 : 두드러기 증상은 발병한 후 5년 정도 되었고 뺨의 홍반은 발병한 후 6개월이 되었다. 두드러기 홍반 둘 다 양약을 복용하고 있었다. 한약을 복용하면서 양약은 복용을 중단하였다. 30일분 복용 후에 두드러기 증상이 사라졌다. 뺨의 홍반은 개선되지 않아서 30일분을 다시 처방하였다. 환자분의 마음이 조급하여 치료속도를 높이기 위해 반신욕을 권하였다. 하지만 반신욕 후에 오히려 홍반 부위에서 피부질환이 심해져 중단하였다. 홍반 부위에 독소가 자리하고 있음을 확인하는 계기가 되었다. 계속 반신욕을 하면 독소가 빨리 배출되어 치료효과가 빨리 나타나겠지만 얼굴의 증상이 심해지는 것을 원치 않음으로 중단하였다. 두 번째 30일분을 모두 복용하

고 홍반이 거의 소실되었다.

3. 갑상선 기능 저하증

주요증상 : 갑상선 기능 저하증, 소화장애

생일체질 : 무력체질, 35세 여자분, 하얀 피부

진단 : 실증으로 진단되어 해독 치료

처방 : 소화를 촉진하는 생일 해독탕 20일분 2회 처방

경과 : 2회 복용후 갑상선 수치가 정상으로 회복

설명 : 갑상선 기능 저하증의 진단을 받고 한의원에 내원하였다. 양약은 복용하지 않은 상태였다. 소화장애가 주증상이므로 소화를 촉진하는 해독탕을 처방하였다. 1년이 지난 후 한의원에 내원하였고, 2회 복용 후에 정상 수치로 회복되었음을 확인하였다. 갑상선에서 호르몬이 정상적으로 분비되려면 영양이 공급되어야 한다. 소화장애가 있으므로 영양공급에 장애가 발생할 수 있다. 호르몬의 수치를 조정해주기 전에 정상적인 영양공급이 이루어지도록 해주는 것이 우선이다. 또한 소화장애가 있으면 부패독이 발생한다. 이러한 부패독은 세포의 기능과 호로몬의 활동을 방해할 수 있다. 따라서 소화기능을 정상화하면서 해독을 하는 것이 중요하다.

4. 발기력 부족

주요증상 : 피로, 복부비만, 발기력 부족

생일체질 : 건조체질, 50세 남자분, 통통하고 하얀 피부

진단 : 실증으로 진단되어 해독 치료

처방 : 생일 해독탕과 생일 해독환 30일분 2회 처방

경과 : 5일 복용 후 발기력이 좋아지는 증상이 나타나고, 지속적으로 개선되었다.

설명 : 피로가 심하고 복부비만이 심한 발기력 부족이다. 발기력은 충분한 에너지와 아랫배로의 원활한 혈액순환이 중요하다. 따라서 해독으로 피로가 개선되어 에너지가 보충되고 아랫배로의 혈액순환이 개선되고 따뜻해지면 해면체로의 순환력이 좋아지고 팽창력이 좋아져 발기력도 향상된다.

5. 성감 부족

주요증상 : 피로, 성감부족

생일체질 : 냉체질, 43세 여자분

진단 : 실증으로 진단되어 해독 치료

처방 : 냉독을 제거하는 생일 해독탕과 생일 해독환 30일분 처방

경과 : 30일 복용 후 피로가 개선되고 성감이 좋아졌다.

설명 : 성감은 에너지가 충전되고 기분이 상쾌하고 아랫배의 순환이 잘 이루어지고 분비세포와 신경세포의 기능이 원활해야 한다.

따라서 해독으로 피로가 개선되어 에너지가 충전되고 마음이 안정되고, 복부의 혈액순환이 개선되어 배가 따뜻해지고 생식기의 분비선과 신경작용이 좋아지면 성감이 향상된다.

6. 조울증

주요증상 : 조울증, 짜증과 분노

생일체질 : 무력체질, 35세 여자분, 통통한 체형

진단 : 급증으로 진단되어 해독 치료

처방 : 스트레스독을 제거하는 생일 해독탕 30일분 2회 처방

경과 : 30일 복용 후 짜증과 분노가 재발되지 않았다. 재발방지를 위해 30일분을 다시 복용하였다.

설명 : 조울증 양약을 복용 중인 환자분이다. 한약을 복용하면서 양약의 복용을 중단하였다. 양약에 의존하지 않고도 증상이 개선되었고 체력도 향상되었다. 해독하면 신경전달물질의 작용을 방해하는 독소의 작용이 없어진다. 따라서 신경소통이 원활해져 정신작용이 향상된다. 또한 해독하면 에너지가 충전되어 체력도 향상된다.

생일을 알면 해독이 보인다

PART 2

독소

chapter 01

독소의 정의

한의학에서 말하는 독소에 대하여 설명한다. 한의학에서는 독소를 '사기(邪氣)'라고 표현하였다. 말 그대로 '나쁜 기운'을 뜻하며 생명현상에 나쁜 영향을 미치는 모든 기운과 물질을 사기라고 한 것이다. 나쁜 물질의 대표는 오염독이고 나쁜 기운의 대표는 체질독이다.

우리 몸에 질병이 나타나는 이유는 크게 두 가지다. '정기(正氣)가 허(虛)한 경우이거나 '사기(邪氣)가 실(實)한 경우다. 정기는 우리 몸의 생명력이고 사기는 생명력을 방해하는 나쁜 기운이다. 정기는 몸의 건강한 상태를 말하는 것이고, 사기는 건강한 상태를 방해하는 모든 자극을 말하는 것이다.

질병의 치료는 '생명력이 약해진 것을 먼저 회복시키느냐' 아니면 '생명력을 방해하는 나쁜 기운을 먼저 제거하느냐'로 나눈다. 먼저 생명력을 회복시키고 그 생명력으로 나쁜 기운을 제거하도록 하는 방법을 이용하거나 먼저 나쁜 기운을 제거하여 자동적으로 생명력이 회복되도록 하는 방법을 이용하는 것이다. 따라서 질병의 치료에 있어서 '정기가 허한 질병인지' '사기가 실한 질병인지'를 구분하는 것이 무엇보다 중요하다.

생일체질한의원은 제일 먼저 응급증상인가 아닌가를 구분하고, 응급증상이 아니면 위와 같이 '정기가 허한 질병이냐' '사기가 실한 질병이냐'를 가려 치료한다. 정기가 허한 질병이면 생일보약을 이용하여 치료하고 사기가 실한 질병은 생일해독탕을 이용하여 치료한다.

특별한 경우를 제외하고 한의학적 치료의 반은 보약치료이고 나머지 반은 해독치료다. 최근엔 산업의 발달로 오염독과 파동독이 더욱 심해짐에 따라 해독치료가 더욱 중요해지고 있다.

한의학적인 독은 감염질환인 상한과 온병에서 주로 다루는 미생물독, 역병에서 주로 다루는 전염균독, 구충제를 이용하는 기생충독, 수치(법제)법에서 주로 다루는 약독, 외상과 풍토병에서 주로 다루는 오염독, 마음의 문제로 발생하는 스트레스독, 음식의 문제로 발생하는 영양독, 활동과 운동의 문제로 발생하는 피로독, 체질적인 문제로 발생하는 체질독, 인체 내에서 잔류하는 노폐물독인 담음독, 어혈독, 수습독 등의 종류가 있다.

독소는 인체 외부에서 유입되거나 인체 내부의 대사과정에서 발생한다. 발생한 이후에는 모든 독은 잔류한다. 배출될 때까지 잔류하는 것이다. 만약 발생하자마자 배출된다면 크게 문제가 되지 않을 수도 있다. 하지만 잔류하게 되면 틀림없이 해를 끼치게 된다. 따라서 잔류하는 모든 독을 노폐물로 정의하며 이를 한의학에서는 담음, 수습, 어혈로 분류하였다. 해독의 중심은 이 노폐물을 잘 배출시키는 것에 있고, 노폐물의 중심인 담음, 수습, 어혈을 이해하는 것이 무엇보다 중요하다.

또한 '십병구담'이라는 말이 있다. 열 개의 병이 있으면 그중에 아홉 개는 담음으로 인하여 발생한 것이라는 뜻이다. 이처럼 한의학은 학문 자체가 해독학이라고 할 수 있을 정도로 해독을 가장 우선시하는 학문이다.

한의학적인 독소는 대체적으로 노폐물독을 말하는 것이다. 따라서 현대적인 의미의 독소를 먼저 살펴보고 다음으로 한의학적인 담음, 수습, 어혈에 대하여 살펴보겠다.

chapter 02

독소의 분류

현대적인 의미의 독소는 '유입'되는 미생물독(기생충), 화학합성품독, 자극(파동)독, '발생'되는 스트레스독, 음식독, 피로독, 체질독, 그리고 이를 모두 합친 노폐물독으로 분류한다.

유입되는 독소는 독소의 특성에 따라 분류하고, 발생되는 독소는 발생하게 되는 원인에 따라 분류하고, 인체에 머물고 있는 노폐물은 배출되는 통로에 따라 분류한다.

1. 유입되는 독소

인체 외부에서 유입되는 독소를 말한다. 독소의 특성에 따라 분류하며, 생물독과 오염물독과 자극독이 있다.

(1) 생물독

생물독은 미생물독과 기생충독으로 나누어 설명한다. 인체에 질병을 일으키는 양상이 다르므로 나누어 설명하는 것이다.

• 미생물독

외부에서 병원성 미생물이 호흡기와 소화기를 통하여 침입하는 것이다. 소화기를 통한 침입은 병원균에 오염된 음식물을 섭취할 때 일어난다. 호흡기와 피부를 통해서 병원균이 침입하면 감기 등의 감염질환이 되고, 소화기를 통해서 침입하면 이질 등의 전염성 장염을 일으킨다.

미생물독은 바이러스, 박테리아, 리케차 등의 병원성 미생물들로서, 바이러스는 독감바이러스, 수두바이러스, 간염바이러스, 일본뇌염바이러스, 홍역바이러스, 이하선염바이러스 등이 있고, 박테리아는 식중독균, 결핵균, 장티푸스균, 이질균, 콜레라균, 성홍열균 등이 있고, 리케차는 발진티프스균, 쯔쯔가무시균, 발진열균 등이 있다.

• 기생충독

호흡기와 소화기를 통하여 유입되지만 주로 음식물의 섭취를 통하여 유입된다. 기생충의 종류는 120여 종류가 있을 정도로 다양하며, 체내로 들어온 기생충들은 수많은 병증을 일으킨다. 보통 질병의 40~75%가 기생충과 관련을 맺고 있다. 더구나 암, 당뇨병, 고혈압,

관절염도 기생충과 밀접한 관계를 맺고 있으므로 난치병으로 고생하시는 분들은 한 번쯤 기생충검사를 받아 볼 필요가 있다.

기생충은 원충, 선충, 조충, 흡충 등이 있는데 원충은 이질아메바, 장편모충, 질 트리코모나스 등이 있고, 선충은 회충, 요충, 십이지장충 등이 있으며, 조충은 촌충 등이 있고, 흡충은 간흡충, 폐흡충, 장흡충 등이 있다. 현대에서는 특히 원충에 유의해야 한다.

(2) 오염독

오염독은 자연, 환경, 음식물, 생활용품에 들어 있는 인체에 유해한 화학합성물질이다. 특히 농약, 공해물질, 세제, 불법화장품, 합성향 등에 들어 있는 중금속 등의 유해한 화학물질이 대표적인 오염독에 해당된다.

가정에서 사용되고 있는 제품을 생산하기 위해서 사용하는 수많은 화학물질의 90% 정도가 몸에 해롭거나 이롭지 못한 것이다. 수은, 납, 카드뮴, 비소의 중금속이 대표적이다.

먼저 수은은 뇌와 중추신경에 침입해 치매, 자폐증, 지각장애, 운동장애, 청각장애, 언어장애, 시야협착 등의 증상을 일으키고, 납은 적혈구와 뼈와 뇌신경에 침입하여 빈혈, 사지의 근육약화, 정신지체, 학습장애를 일으킨다. 카드뮴은 신장과 갑상선에 영향을 미쳐 통증과

　　　　　　　생일을 알면 해독이 보인다

골다공증과 골절을 일으키고, 비소는 단백질에 침범하여 효소의 기능을 떨어뜨리거나 단백질 합성에 장애를 가져와 피부암, 식도암, 폐암 등을 일으킨다.

위와 같은 물질들이 피부로 흡수되는 경우 입으로 흡수되는 것보다 100배 이상이나 더 유해하다는 사실에 우리는 주목해야 한다. 일정 이하의 분자 크기는 피부로 흡수되며, 아주 미세한 화학물질은 직접 혈관 속에 들어가 혈액과 함께 몸속을 돌아다니며 온갖 해를 끼친다. 예를 들어, 발암성 유해물질 같은 경우 피부로 흡수되면 장기에 축적되어 암으로 진행된다.

흡연은 카드뮴이나 납 같은 중금속의 독성물질이 유입될 뿐만 아니라 방사성 폴로늄이 방출된다. 따라서 폐암, 만성폐질환, 심혈관계질환을 일으키며 방광암, 자궁경부암, 췌장암, 전립선암 등의 원인이 된다.

또한 음식물의 오염독인 식품첨가물의 중요한 문제가 있다. 입맛의 왜곡이다. 사람은 입맛으로 영양의 불균형을 해소한다. 즉 신맛이 나는 영양이 부족한 경우, 입맛이 신맛을 원하게 되고 자연히 신맛이 나는 영양을 보충하게 된다는 것이다.

그러나 기술의 발전으로 신맛이 나는 영양 대신, 신맛이 나는 자극물인 식품첨가물로 맛을 만들어냄에 따라, 영양 대신 자극물이 입맛을 충족시켜줄 수 있게 되었다. 그 말은 영양의 불균형을 바로 잡을 기회를 잃게 되었다는 얘기다. 더구나 자극물은 자극에 대응하는 인체활동을 유도하므로, 영양을 보충하는 것이 아니라 오히려 영양을 소모시킨다. 과학의 발전으로 입맛을 충족시켜줄 수 있는 자극물들을 개발함에 따라서, 부족한 영양을 보충하기 위한 입맛의 근본적인 역할이 수행되지 못하고, 오히려 영양을 소모시키는 역할로 왜곡되어 버린 것이다. 결국 현대인의 몸은 어느 쪽은 영양이 과잉된 상태가 되고 다른 쪽은 영양이 부족한 상태가 돼버린 것이다. 그렇게 되면 아무리 잘 먹어도 영양은 부족해진다.

따라서 건강상태가 좋지 못하다면 식품첨가물에 의한 입맛의 왜곡을 반드시 막아 올바른 입맛과 식습관을 되찾아야 한다.

(3) 자극독

물질적으로 유입되지는 않지만 불쾌감을 유발하거나 인체의 구조에 변형을 초래하거나 피해를 주는 자극을 말한다.

방사능, 전자파, 소음 등의 파장과 정신적·육체적 스트레스가 주는 신경계의 파장과 외상을 자극적인 독소로 분류한다.

• 파동(전자파)

파동은 동시에 전신에 충격을 주는 독소로써 방사능전자파, 소음 등의 파장을 파동적인 독소로 분류할 수 있다.

파동적인 독은 TV와 컴퓨터 단말기, 휴대폰에서 방출되는 전자파방사선이 대표적이다.

전자파방사선은 암부터 출생결함까지 폭넓게 문제를 일으킨다. 과학의 발전으로 인하여 나타나는 유해전자파는 장기노출 시 자율신경계 이상, 유전자단백질 손상, 백내장 등의 원인이 될 수 있다.

오존층의 파괴로 인한 자외선, 자연방사능 등과 질병의 검사를 위한 진단검진장비들, 치료기기에서 방출되는 의료방사능은 누적될 경우에 세포조직을 망가뜨려 암이나 유전적인 결함을 일으킬 수 있다.

● 정신적 스트레스

스트레스가 주는 신경계의 파장을 말한다. 사회적 관계가 늘어남에 따라서 발생하는 직장의 갈등과 가족 간의 갈등, 잔소리, 비방, 욕 등의 상처 등으로 인한 스트레스는 자율신경의 조화를 깨트리고 호르몬의 기능이상을 유발하여 자율신경실조증을 일으키고 생명활동의 항상성을 깨뜨린다. 또한 활성산소를 증가시켜 점막과 조직을 파괴하고 염증, 종양, 궤양 등을 유발한다.

또한 자동차 경적, 사람들의 대화, 광고음악과 홍보방송 등의 소음과 각종 뉴스와 방송 등에 나오는 자극적인 폭력물은 스트레스를 유발한다.

이와 함께 스트레스는 정상적인 입맛에도 문제를 일으켜 강한 자극을 주는 음식을 좋아하게 되고 편식을 하게 되며 특히, 정신적·육체적 긴장감을 줄이기 위하여 단맛이 강한 음식을 선호하게 된다.

• 외상

싸움과 교통사고 등의 외상이다. 사고와 싸움 등으로 일어나는 인체의 손상은 주로 혈관과 혈액을 손상시키므로 어혈독을 발생시킨다.

2. 발생하는 독소

발생하는 원인에 따라 분류하며 생물독, 스트레스독, 영양독, 피로독, 체질독이 있다.

(1) 생물독

인체 내에 잠복해 있던 소량의 미생물과 기생충들이 증식한 것이다.

(2) 스트레스독

스트레스독은 기쁨, 분노, 근심, 생각, 슬픔, 무서움, 놀람 등의 마음 씀이 과다하여 발생한다. 기본적으로 마음의 흥분상태는 혈관을 수축시켜 모세혈관에 혈액공급을 하지 못하게 하므로, 세포에 혈액을 공급하지 못한다. 따라서 세포의 활동에 문제가 생기고 인체생리대사에 문제가 생기게 되어 대사장애증후군을 비롯해서 수면장애, 면역력 저하 등의 중요한 인체 활동들을 방해한다.

양의학에서도 마음의 문제가 몸의 문제를 일으킨다고 보고 있다. 정신적인 문제가 원인이 되어 몸의 문제를 일으키는 것을 심신증이라고 한다.

스트레스독은 에너지의 상태에 따라 다른 증상을 발생시킨다. 에너지가 부족하지 않은 상태에서는 긴장과 흥분을 유발하여 두근거리고 잘 놀라고 불안하며, 짜증이 나고 화를 잘 내며, 얼굴에 열이 오르거나 빨개지고, 머리가 아프고 잠을 자지 못하게 하고 특히 화병을 발생시킨다. 반면 에너지가 부족한 상태에서는 무기력, 의욕저하, 소화장애, 우울증, 기면증 등을 발생시킨다.

최근 야간활동이 많아지는 현대인들의 생활환경이 스트레스독을 증가시키고 있다. 야간에 취하는 수면은 낮에 일어나는 심리적 스트레스를 완화해주는 기능이 있다. 그러나 야간의 활동이 많아짐에 따라 야간에 취해야 할 수면이 부족해지게 되어 낮에 일어나는 심리적 스트레스를 완화해주지 못하게 된 것이다. 앞으로도 이 부분을 보완하지 못한다면 심리적인 스트레스독과 육체적인 과로로 인한 피로독은 계속적으로 증가할 것이다.

(3) 영양독

영양독은 음식을 섭취하는 과정에서는 독성을 지니지 않지만, 필요로 하는 양보다 많이 먹어서 과잉영양이 발생하는 경우와 소화장애로 인하여 음식이 부패하였을 때 발생하는 경우가 있다. 필요 이상의 영양이 들어오면 과잉된 부분은 노폐물로 처리되어 독소로 작용하고,

소화장애로 음식이 부패하면 노폐물로 처리되어 독소로 작용하는 것이다. 고지혈, 고혈당, 위산과다 등이 영양독에 해당한다.

현대인은 칼로리가 높은 주영양소 위주로 식사하므로 열량의 주체인 주영양소는 많고 주영양소를 대사하는 부영양소는 적다. 따라서 대사되지 않는 주영양소가 영양독으로 작용하게 된다.

육식과 튀긴 음식의 섭취증가로 인하여 열량이 과잉되어 영양독이 발생하고, 고지혈증과 비만을 촉진한다. 화식비율의 증가와 정제식품 섭취의 증가에 따른 효소섭취의 감소는 대사작용을 혼란시키고, 편식을 촉진한다. 단음료를 너무 많이 섭취해도 비만과 고지혈증을 발생시킨다. 외식문화와 인스턴트음식의 섭취가 음식의 질을 떨어뜨리고 식품첨가물 속에 들어 있는 화학물질이 유입된다. 특히 인스턴트식품, 즉석식품, 냉동식품 등 가공식품을 자주 먹는 경우에는 소금, 포화지방산, 식품첨가물 과다섭취로 인한 문제가 발생하고, 질병을 예방하는 비타민, 무기질, 식이섬유 등의 필수영양소 결핍이 유발된다.

한편, 과도한 음주는 뇌와 신경세포의 전달체계에 직접적으로 영향을 미치며 뇌의 크기가 위축되어 작아질 수 있다. 만성음주가 초래한 간의 손상은 곧 전체적인 영양건강상태의 이상으로 연결된다. 또한 대사를 교란하여 영양소와 약물이 대사에 영향을 미친다.

(4) 피로독

병적인 활동뿐만이 아니라 정상적인 육체적인 활동이나 여러 가지 대사를 한 후에 발생하는 노폐물들이다.

과로와 과격한 운동 등의 육체적인 스트레스가 쌓이면 젖산과 활성산소가 증가하는데 이것이 대사를 방해하고 질병의 원인이 된다. 따라서 과로가 쌓이거나 마라톤 등의 과격한 운동을 지속적으로 하면 인체에너지가 낭비되어 돌연사 같은 질병을 일으킬 수 있으며, 헬스 등으로 근육운동을 너무 심하게 하는 사람이나 프로레슬러 등의 직업을 가진 사람들은 심장마비 등의 사망률이 매우 높다.

(5) 체질독

한의학적 해독을 완성하려면 담음, 수습, 어혈의 독소를 알아야 하고 또한 체질독을 알아야 한다.

독소에 대한 반응은 사람마다 다를 수 있다. 따라서 이러한 개인의 특성을 이해하고 독소에 다르게 반응하는 체질을 해독에 적극적으로 이용해야 한다.

체질독은 체질적인 독성물질이 다르게 존재한다는 것을 의미하는 것이 아니라, 선천적으로 타고난 약한 부분이 인체에 독소와 같은 작용을 한다는 의미다.

독의 작용을 하는 경우는 두 가지가 있다. 몸이 약해짐에 따라 숨어 있던 체질적으로 허약한 부분이 그 작용력을 발휘하게 되는 경우와 어떤 물질의 유입이 체질적 특성과 만나서 상호작용하여 독의 작용을 하게 되는 경우다.

첫째의 경우는 자신의 체질적인 문제가 독작용을 발생시키는 것으로써, 몸이 약해짐에 따라서 냉한 경향이 나타나거나, 뜨거운 경향이 나타나거나, 기운이 없는 경향이 나타나거나, 건조한 경향이 나타나는 것이다.

두 번째 경우는 외부적인 영향이 때론 이롭거나 때론 해로울 수 있는데, 체질적 특성에 의해서 해롭게 되는 것을 말한다. 예를 들어 어떤 한약이나 음식을 섭취한 후에 체질적인 취약점을 보완하는 작용을 하면 약으로 작용하는 것이므로 독작용이 없는 것이고, 반대로 취약점을 더욱 가중시키면 독으로 작용하기 때문에 작용적인 측면에서 독이 되는 것이다. 다시 말해서 같은 한약이나 음식이 어떤 사람에게는 약이 될 수 있고 어떤 사람에게는 독이 될 수 있다는 의미다. 또한 생활습관에 있어서 체질적 특성을 배려하여 취약점을 보완하여야 하는데, 오히려 반대로 행동하여 취약점을 더욱 약하게 만들 경우에도 체질독은 발생하게 된다.

체질적 특성이 차가운 사람에게는 몸을 더욱 차갑게 하는 모든 것이 체질독으로 작용한다. 몸을 차갑게 만드는 한약이나 음식을 섭취하거나, 차가운 상태의 음식을 주로 섭취하거나, 춥게 입거나 추운 곳에 오래 있거나, 운동이나 활동이 부족하여 체열의 발생이 부족하게 되는 모든 것이 냉독인 체질독을 발생시킨다.

체질적 특성이 뜨거운 사람에게는 몸을 더욱 뜨겁게 하는 모든 것이 체질독으로 작용한다. 몸을 뜨겁게 만드는 한약이나 음식을 섭취하거나, 뜨거운 상태의 음식을 자주 섭취하거나, 덥게 입거나, 더운 곳에 오래 있거나, 자주 흥분하거나, 운동이나 활동을 많이 하여 체열의 발생이 과다하게 되는 모든 것이 열독인 체질독을 발생시킨다.

한열은 이해가 쉽지만, 기혈은 이해가 어려우므로, 기혈과 함께 자율신경을 이용하여 설명하도록 한다. 한마디로 교감신경우위의 사람과 부교감신경우위의 사람을 기혈과 연결하여 나누는 것이다. 기허증으로 표현될 수 있는, 즉 기운이 없는 사람은 부교감신경우위의 사람으로 이해할 수 있고, 혈허증으로 표현되는 자양분이 부족한 사람은 교감신경우위의 사람으로 이해할 수 있다.

부교감신경우위의 사람은 무기력하고 느려지며 피곤하다. 또한 심장쪽보다는 말초혈관 쪽으로 혈액이 몰리게 되는 특성이 있어 말초 쪽 분비선의 분비기능이 항진된다. 따라서 부교감신경이 항진된 기운 없는 사람에게는 무기력과 피로로 인한 피로독이 잘 쌓인다. 또한 분비액이 과다하게 분비되는 경향이 강해 분비액의 문제가 잘 생기게 된다. 분비액의 문제는 담음독이므로 담음독이 잘 발생한다.

교감신경우위의 사람은 긴장을 잘하고 쉽게 흥분한다. 또한 말초혈관 쪽보다는 심장 쪽으로 혈액이 몰리게 되는 특성이 있어 말초혈관으로의 혈액공급이 부족하게 되고, 전반적인 혈액순환장애가 발생한다. 따라서 교감신경이 항진된 자양분이 부족한 사람에게는 긴장과 흥분으로 인한 스트레스독이 잘 쌓인다. 또한 심장으로 혈액이 몰리고 말초의 혈액공급이 부족해져서 혈액순환장애가 생기므로, 혈액에 독소가 쌓이는 어혈독이 잘 발생한다.

이처럼 체질적 특성을 구분하는 기준을 늘려나감에 따라서 체질독을 보다 다양하게 규정할 수 있고, 임상에서도 더욱 효과적으로 이용할 수 있다.

생일체질별로 잘 발생하는 독소는 '생일체질별 해독'에 자세하게 설명되어 있다.

3. 인체에 머무르는 독소

인체에 머무르고 있는 모든 독소를 노폐물이라 한다. 이러한 독소들은 모두 배출되어야 하므로 배출되는 통로를 기준으로 구분하며, 기화성 독소, 식이섬유친화성 독소, 수용성 독소, 파동성 독소가 있다.

(1) 기화성 독소

기화성 독소는 쉽게 말해서 휘발되는 독소다. 호흡과 피부로 배출되므로, 호흡의 중심인 산소대사와 관련되는 독소다. 산소대사와 관련되는 독소는 활성산소이며 바로 유리라디칼이다. 인체 내로 유입되는 산소 대부분은 정상적인 호흡과정을 통해 물로 바뀌고 소변 등으로 배출되나, 약 2%의 산소는 불완전한 상태로 머물다가 화학적으로 반응성이 큰 유해물질로 전환되는데 이를 바로 활성산소라고 한다. 가장 강력한 활성산소의 분자는 하이드록시라디칼이고, 가장 일반적인 활성산소의 분자는 초과산화물이다.

이들은 주로 스트레스나 과격한 운동, 과식, 음주, 흡연, 자외선, 방사선, 환경공해, 인스턴트식품의 과다섭취, 혈액순환장애, 세균침입, 에너지생성과정에서 발생하고, 세포막과 DNA를 비롯한 모든 세포를 손상해 노화, 면역기능 이상, 암, 당뇨병, 동맥경화, 뇌졸중, 심근경색증, 백내장, 파킨슨병, 치매, 간염, 신장염, 아토피, 류머티스성 관절염 등의 질병을 일으킨다.

(2) 식이섬유친화성 독소

대변을 통하여 배출되는 독소를 식이섬유친화성 독소로 분류한다. 식이섬유친화성 독소는 식이섬유에 흡착되어 대변으로 배출되는 지방친화성 독소와 유해미네랄독소를 합한 것으로 중성지방과 담즙, 유해미네랄이 중심이다.

지방친화성 독소는 지방질의 섭취가 많아지거나 담즙의 배출이 줄어들면 증가한다. 혈액 중에 지방량이 많아지면 고지혈증이 발생하고, 고지혈증은 심혈관계질환과 뇌혈관계질환을 일으키며 고혈압, 당뇨병의 원인이 된다.

지방친화성 독소의 대표는 지방성분의 과다로 인하여 발생하는 중성지방과 인체에서 발생한 노폐물이 간에서 해독되어 나오는 담즙이다. 지방친화성 독소는 식이섬유가 대변으로 배출되면서 식이섬유에 흡착하여 함께 배출되는 독소들이다.

한편 지방의 종류에는 지방산, 중성지방, 인지질, 콜레스테롤이 있으며, 일부는 섭취하고 일부는 체내에서 만들어진다. 지방은 췌장에서 분비된 지방분해효소에 의해 지방산과 모노아실글리세롤로 분해된다. 분해된 지방산과 모노아실글리세롤은 십이지장 하부 및 공장에서 흡수되고, 일부는 담즙과 함께 회장에서 흡수된다. 또한 지방은 담즙에 의해 유화되어야 지방분해효소의 작용을 받을 수 있다.

(3) 수용성 독소

소변으로 배출되는 독소를 수용성 독소로 분류한다. 수용성 독소는 수분의 섭취가 부족하거나 과다할 때, 혹은 수분정체로 인해 증가하는데 이에 따라 체온의 문제도 발생할 수 있다.

수용성 독소의 대표는 인체에서 발생한 노폐물이 신장에서 여과되어 나오는 뇨산과 암모니아다. 보통, 수용성 독소들은 생리대사 후에 발생하는 노폐물들로써 적당하면 영양이 되고 과다하면 독소가 된다. 따라서 뇨산, 암모니아 등의 독성을 지닌 것들도 있지만 불필요해지거나 혈중농도를 맞추기 위해서 배출되는 것들도 많다.

수용성 독소들은 수분에 용해되어 신장의 여과를 거쳐 나오는 독소들이므로, 신장의 대사가 잘 이루어지고 수분의 대사가 잘 이루어지면 수용성 독소들은 해독된다. 또한 양이 적당하지 않거나 대사에 장애가 발생하면 수분 자체만으로도 독소로 작용할 수 있다.

수분의 섭취가 너무 많으면 몸이 무겁고 체온이 떨어져 대사가 침체되고 수용성 독소가 증가한다. 수용성 독소는 통풍, 신경마비, 피로, 부종, 관절염, 고혈압 등의 질병을 일으킨다.

⑷ 파동성 독소

자율신경과 호르몬 기능의 조화를 통하여 해독되는 독소를 파동성 독소로 분류한다. 인체에서 일어나는 파동성 독소는 스트레스 등의 심리적 문제와 과로, 과격한 운동 등으로 인한 육체적 스트레스가 미치는 영향에 대한 인체의 반응으로 자율신경이 실조되고 호르몬 기능에 이상이 발생한 것이다.

직장 내의 스트레스, 가족 간의 불화, 사회적인 좌절감 등의 정신적인 스트레스는 자율신경 중에서 교감신경을 항진시켜 자율신경의 실조증을 일으키고 호르몬의 조절기능에 이상을 일으킨다. 쉽게 표현해서 심장이 흥분되는 것이며, 열은 오르고 냉기는 내려가 배나 발은 차가워지는 현상이 나타나는 것이다. 이때는 상하의 정상적인 순환장애 뿐만 아니라 전신의 순환장애가 함께 발생한다.

자율신경과 호르몬조절에 이상이 발생하여 심장이 흥분되면 열이 오르는 상열감이 있고, 열과 함께 땀이 나고, 배나 발은 차갑고, 피곤하고 두근거리고 불안해진다.

또한 교감신경이 항진되면 활성산소도 함께 증가하게 된다. 활성산소가 증가하면 점막과 조직의 파괴되어 염증, 종양, 궤양, 장투수증후군을 일으킬 수도 있다. 또한 위와 장의 운동이 억제된다. 위와 장의 운동이 억제되면 음식물이 정체되고 소화장애가 발생한다. 음식물이 정체하면 따뜻한 장내에서 적당한 시간 이상을 유지하게 되므로, 과다하게 발효되거나 부패한다. 과다하게 발효되거나 부패하면 더욱 열이 오르고 과발효와 부패를 촉진하게 된다. 따라서 위염, 장염, 부종, 피로 등의 증상이 심해진다.

심리적인 스트레스는 인체의 조절기능을 무너뜨려 자기파괴적 활동을 일으키기도 한다. 예를 들어, 음식의 질과 양에 대한 조절기능을 무너뜨린다. 스트레스를 완화하기 위해서 자극적인 음식을 원하게 되기 때문이다. 자극적인 음식은 대부분 몸에 해로운 경우가 많으며 인체에 해를 끼치는 경우가 많다.

4. 담음·수습·어혈

담음, 수습, 어혈은 노폐물을 한의학적 기준으로 분류한 것이다.

병의 원인이 되는 외상, 감염, 칠정상, 음식상, 노역상, 방로상이 인체에 영향을 미치면 몸이 대응하는 과정에서 인체의 대사능력이 떨어지고 독소가 발생한다. 그 독소가 담음, 어혈, 수습이다.

담음수습은 인체의 진액대사의 장애로 일어나며 진액의 순환장애와 배설장애와 점성의 이상으로 나타나고 그 점성과 부위의 차이에 따라 담음과 수습의 차이가 생긴다.

주의할 점은 한의학에서는 병리적 물질과 생리적 물질이 분명하게 구분되지 않는 경우가 많다는 것이다. 적당하면 생리적 물질이요, 적당함을 벗어나면 병리적 물질이 된다.

체온도 똑같다. 열이 있다고 해서 문제가 되는 것이 아니다. 생리적인 열이나 병리적인 열이나 둘 다 똑같은 체온이다. 체온이 적당하면 사람을 살리는 것이고 적당하지 않으면 병을 만들거나 죽게 하는 것이다. 따라서 같은 열이지만 생리적일 수도 있고 병리적일 수도 있다. 다시 말해서 적당한 체온이면 생리적 열이요, 적당한 범위를 벗어나면 병리적 열이 되는 것이다.

독소도 이 같은 경우가 많다. 물론 순수하게 독소로만 존재하는 것도 있지만 적당하면 영양이요, 생리적 물질이 되는 것이고, 적당하지 않으면 질병을 일으키는 병리적 물질인 독소가 되는 것이다.

예를 들어 노화독의 대표적 물질인 활성산소도 우리 몸에 필요할 때가 많다. 적당히 있으면 병원균을 죽이고 병든 세포를 파괴하는 좋은 일을 하기 때문이다.

(1) 담음

담음은 간단히 말해서 분비세포의 비정상분비물이다. 특히 지방성 분비물이 수분과 어울려 비정상 점액질을 만드는 것이다. 또한 분비선의 기능장애를 일으키는 독소물질도 포함한다.

지방질을 중심으로 한 유기물독소가 수분에 점도를 높여서, 형체를 이루는 액체덩어리를 형성하는 것으로 이해할 수 있다. 그러므로 호흡기나 소화기로 덩어리진 점액이 분비되거나 인체 안의 피부 아래에서 덩어리진 점액질이 만져지면 담음이 있다고 진단할 수 있다.

어혈을 혈액의 문제로 이해하여 혈관 안의 문제로 본다면 담음은 혈관 밖의 문제이고 점막이 있는 인체 경계면의 문제라고 할 수 있다. 또한 혈액이 분비세포에서 대사되고 난 뒤의 문제로 이해할 수 있다.

점액은 투과성을 지니는 물질로써 어떤 것은 통과시키고 어떤 것은 차단하는 기능을 지닌다. 점액이 정상이면 통과될 것만 통과해서 문제가 발생되지 않지만, 점액이 비정상이 되면 통과될 것은 통과가 되지 않고 통과가 안 될 것은 통과가 되어 점액의 정상적 기능이 발휘되지 못하게 된다. 점도가 높아서 문제를 발생시키는 것을 담이라 하고, 점도가 낮아서 문제를 발생시키는 것을 음이라고 한다.

또한 담음증이 있으면 소통과 신경전달에 제일 많은 문제가 발생한다. 어지러움, 두통, 예민감 등 신경질환과 얼굴의 기능장애, 마비와 저림 등의 감각장애, 미식거림, 구토 등의 위장장애, 설사 등의 대변장애 등이 나타난다. 담음의 증상은 눈과 머리가 어지럽고, 미식거리고 구역질이 나며 토하고, 심장이 두근거리고 숨이 차고, 정신이 없고 이상한 행동을 한다.

담과 음을 나누어 각각의 증상을 살펴보면 담의 증상은 숨이 차고 기침과 가래가 나오는 폐증상과 가슴이 답답하고 두근거리고 정신이 혼미하고 이상한 행동을 하는 심장증상, 미식거리고 구역질 나고 토하고 오목가슴이 답답한 위증상, 강글리온, 담핵증, 나력, 음저증상, 근골증상, 마미, 반신불수가 되는 살증상, 어지럽고 눈앞이 캄캄한 머리증상, 매핵기의 목증상이 있다.

음의 증상은 붓는 살 증상과 가슴과 옆구리가 붓고 아프고 기침할 때 옆구리가 당기는 가슴옆구리증상, 기침하고 숨이 차고 숨쉬기가 어렵고 똑바로 눕지 못하는 횡격막이상의 증상, 장에서 물이 흐르는 소리가 나고 배가 답답하여 음식을 적게 먹는 장증상이 있다.

(2) 어혈

어혈은 간단히 말해서 혈액의 문제다. 또한 혈액의 문제가 혈관벽을 자극하여 혈관벽에 문제가 나타난 것을 포함한다. 따라서 어혈은 혈관벽을 자극하는 독소물질로 이해할 수도 있으며, 활성산소와 무기질독소, 유기질독소 모두를 포함한다.

이 혈액의 문제는 겉으로 드러나는 모세정맥혈관의 상태로 알아낸다. 입술과 혀의 빛이 파랗고 정맥류가 나타나거나, 혈관이 잘 터지거나 밤에 증상이 심해지면 어혈의 문제로 진단할 수 있다. 또한 외상으로 인해서 직접적으로 혈관이 손상되고 혈액에 문제가 발생된 경우도 포함된다.

결국 어혈은 혈액과 혈관벽에 문제가 발생한 것이다. 이에 따라 혈액순환장애를 일으켜 세포로의 혈액공급에 문제를 발생시킨다. 분비세포의 기능 이상이 담음이라면, 혈액의 공급에 문제가 발생하여 건강한 혈액의 유입량이 적어진 것이 어혈이다. 따라서 혈관벽을 비롯한 세포들의 실질적인 손상이 발생된다.

혈액과 혈관벽의 문제로 혈액순환장애를 일으키니 통증, 동맥경화로 인한 심근경색과 뇌경색, 고혈압, 암 등을 일으킨다. 어혈로 인해 발생하는 통증은 찌르는 느낌을 주고 아픈 부위가 고정되며 낮에는 약해지다가 밤에 심해지고 통증이 비교적 오래가는 특성이 있다. 어혈이 오래되면 피부에 퇴선화가 발생한다.

생일을 알면 해독이 보인다

⑶ 수습

수습은 간질액 세포액의 문제로서 수액이 정체되고 팽창되는 것이다. 또한 수액을 인체 내에서 정체시키는 독소물질도 수습에 포함시킨다. 다시 말해서 수액을 조절하는 무기물의 조절에 이상이 생긴 것이다. 수분의 농도에 이상이 생겨서 덩어리를 만들면 담음이 되고, 농도에 이상이 없어서 정체만 일어나면 수습이 된다. 담음과 같이 수습도 혈관 밖의 문제다.

수습은 몸이 무겁고 둔하고 피곤하고 붓게 하고 관절 증상을 주로 일으킨다. 부위별 습기의 작용을 살펴보면 몸이 무겁고 붓는 피부의 습기와 관절이 붓고 아프고 구부리고 펴기가 불편한 관절의 습기, 가슴이 답답하고 구역질이 나고 몸이 무겁고 배가 답답하고 대변이 묽고 소변이 잘 나오지 않는 위와 장의 습기가 있다.

수습은 주로 땀과 소변으로 배출되므로, 땀을 나게 하고 소변을 잘 보게 하여 해독한다.

⑷ 담음, 어혈, 수습의 비교

한의학에서의 독소는 대표적으로 담음, 어혈, 수습으로 이해할 수 있으며, 담음은 분비액의 점도 이상이고, 어혈은 혈액과 혈관의 문제이며, 수습은 땀과 소변의 문제로 인한 수분의 정체로 이해할 수 있다.

담음, 수습, 어혈을 구분할 때는 혈관 밖의 문제와 혈관 안의 문제로 나누고, 점성이 있는지 여부로 나눈다. 혈관 안의 문제는 어혈이고, 혈관 밖의 문제는 담음과 수습이다. 점성이 있는 것은 어혈과 담음이고 점성이 없는 것은 수습이다. 특히 혈관 밖의 문제이면서 점성이 있어서 덩어리지는 점액은 담음이고, 형체가 없어서 팽창만 하는 것은 수습이다. 또한 인체는 주로 물로 이루어졌으므로 바탕의 문제는 수습이고, 세포에서 대사되기 전의 혈액의 문제는 어혈이고, 혈액이 세포에서 대사되고 난 후의 문제는 담음이라고 이해할 수도 있다. 또한 수습은 수분의 정체이고, 담음은 세포기능의 문제이고, 어혈은 세포 실질의 문제로도 볼 수 있다.

낮의 인체활동에 문제가 있어서 나타나는 스트레스독과 피로독은 한의학의 담음독과 관련지을 수 있다. 주로 세포가 혈액을 이용하여 생리활동을 수행하면서 발생하는 분비물의 문제로 나타나고 분비물의 문제는 담음의 문제이기 때문이다.

밤의 해독과 재생활동에 문제가 있어서 나타나는 스트레스와 피로독은 한의학의 어혈독과 관련지을 수 있다. 혈액의 주요성분은 주로 밤에 정화되고 보충되어야 하는데, 밤의 생리기능에 문제가 있으면 혈액이 탁해지고 탁해진 혈액이 어혈이 되기 때문이다.

chapter 03
독소의 발생

독소는 유입과 대사와 배출장애로 발생된다.

1. 한의학의 역사 속에서 나타나는 발생

한의학의 역사를 다섯 시대로 구분하여 역사 속에서 출현하는 독소의 문제를 고찰한다. 한의학의 주된 질병의 원인으로는 어떠한 독소가 작용하였으며, 또한 그 독소를 어떻게 해독하였는지를 알면 한의학적인 해독을 이해하는 바탕이 될 수 있다.

(1) 1세대 한의학, 보건의학

황제내경과 신농본초경을 중심으로 한의학이 펼쳐지던 시대다. 보건의학적인 특성이 강하며 감염의 문제가 자주 발생하고 인명피해가 심하였다. 따라시 미생물독의 문제가 주된 질병의 원인이었다.

대우주인 자연과 소우주인 사람이 서로 적응하여 살아가는 생활관
리로 질병을 예방하고 다스리는 시대이며 의사의 도움 없이 스스로
생활습관을 잘 관리하여 질병을 예방하고 건강을 유지하는 시대다.

이때는 가장 무서운 것이 자연환경의 재앙이었다. 특히 기후의 급격
한 변화로 인한 전염병(미생물독)의 발생이 제일 무서웠다. 따라서 천문
학을 연구하고 기후를 예측하는 노력을 많이 하였다.

의학의 수준은 민간약, 단방약 시대다. 물리요법의 대표인 침술도
이때 발전하였다. 아직 전문의약품은 나타나지 않았다.

상한론 시대에 이르러 개인적인 감염은 상한과 온병으로 분류하여
치료하고 전염병은 온역병으로 분류하여 치료하였다. 또한 기생충이
인체 내에 많이 서식하였고 이때는 벌레를 죽이는 살충보다는 벌레를
몰아내는 구충을 위주로 해독하였다.

(2) 2세대 한의학, 상한론시대

전문의약품 시대로써 약물 부작용에 따른 피해가 컸다. 약독의 문
제가 중요해진 시대다. 전염병을 치료하기 위해서는 인체의 강한 반응
을 유도할 수 있는 전문의약품의 개발이 필요하였다. 이에 따라 장중
경이 여러 가지 약을 동시에 사용하여 치료 효과를 높이는 방제학을
창안하였다. 단방약을 이용한 치료에서 여러 약을 조제하여 처방하
는 복합방시대로 발전한 것이다. 전염병치료에 획기적인 발전이 이루
어졌다.

생일을 알면 해독이 보인다

서양의학에서도 페니실린을 시작으로 항생물질이 개발되어 전문의 약품 시대를 열었다. 이와 함께 약독의 문제도 시작되었다. 이전에는 음식 위주의 치료와 단방약을 이용한 치료에 머물렀으나, 방제학이 시작되면서 강력한 약물위주의 치료가 성행한 것이다. 그러나 사람의 상태는 살피지 않고 약물에만 의존해서 치료하다 보니 약물에 의한 부작용이 나타나고, 심한 경우 환자가 사망하는 경우도 나타났다.

치료약인 전문의약품은 자극물일 뿐 영양이 아니다. 영양은 세포대사의 재료가 되는 것으로써 세포의 능동적 활동의 바탕이 되지만, 자극물은 세포에 자극을 주어 반응을 유도하여 치료 효과를 내는 것으로써 세포를 피로하게 하고 기존의 영양물질을 소모시킨다. 따라서 자극물은 필요한 순간에만 이용되어야 한다. 만약 장기적으로 복용하게 되면 치료 효과와 반대되는 부작용들이 속출하게 된다.

전문의약품은 광물성과 동물성 약품도 이용한다. 이러한 독성을 억제하고 제거하기 위해서 수치가 발달하였다. 수치는 여러 가지 물리적, 화학적, 생물학적 방법으로 약의 독성을 없애는 방법으로써 약독을 제거하는 전문적인 해독법이다. 물리적 방법은 굽거나 찌거나 태우는 방법이고, 화학적 방법은 콩류나 닭, 북어 등을 삶은 물에 함께 끓이거나 식초나 소금물에 숙성시키거나 함께 볶는 방법이고, 생물학적 방법은 발효를 시키거나 어떤 동물이 먹게 하고 난 후에 그 동물을 먹는 방법이다.

(3) 3세대 한의학, 후세방시대

전문영양물질의 시대로서 주로 보약을 중심으로 치료하였다. 영양과잉의 문제가 대두되었다.

자극물인 전문의약품의 문제를 극복하기 위해 영양물질로 이루어진 치료한약을 개발하였다. 소위 보약이다. 드디어 인체의 부족한 생리기능을 활성화하는 영양물질로 치료하게 된 것이다.

(4) 4세대 한의학, 체질의학시대

질병이 아닌 사람 중심의 치료시대로서, 체질독의 문제가 대두되었다.

황제내경시대에는 개인이 아닌 사람 전체의 건강규칙을 이용하였다면, 이 시대는 처음으로 개인의 특성에 맞추는 맞춤의학이 시작된 것이다. 또한 이전에는 증상에 초점을 맞추었다면 이때부터는 개인의 건강상태에 초점을 맞추기 시작하였다. 혹 증상이 심해져도 전체적인 건강상태가 좋아졌다면 병이 낫고 있다고 판단하기 시작한 것이다.

이처럼 체질적 관점이 생기니, 어떤 사람에겐 좋은 음식이나 약이라도 다른 사람에겐 나쁘게 작용할 수 있음을 알게 되었다. 바로 체질독의 문제가 생겨난 것이다.

(5) 산업화시대

화학산업과 가공산업의 발달로 화학합성물질의 환경오염과 식품오염이 심각해졌다. 또한 전파산업의 발달로 파동독이 심각해졌다. 따라서 오염물독과 파동독의 문제가 대두되었다.

2. 유입으로 인한 발생

한의학의 병인론으로 설명하면 외인과 불내외인으로 인한 독소의 발생이다.

독소의 유입은 피부, 호흡기, 소화기, 전신을 통한다. 이 중에서 전신으로 유입한다는 것은 파동을 이야기하는 것이다.

⑴ 피부, 호흡기를 통한 유입

피부와 호흡기를 통한 유입의 과정은 다음과 같다.

첫째, 자동차매연, 산업폐기물, 농약, 화학비료 등이 일으킨 대기오염으로 인하여 중금속과 유해화학물질을 유입된다.

둘째, 계절적인 영향과 위생이 불량한 환경에서 발생하는 병원성 미생물과 기생충들이 유입된다.

셋째, 산업화와 화학공업의 발달로 인하여 합성제제와 같은 독성물질의 만연하므로, 독성화학물질과의 접촉이 늘어나고 인체로의 유입이 증가되고 있다. 새집증후군과 같이 가구, 건축자재, 장식품 등에서 나오는 독성 화학물질과 환기가 잘 안 되는 밀폐된 빌딩 속의 독성 화학물질이 유입된다. 또 비누와 샴푸 등의 세면용품과 로션, 스킨 등의 화장품과 자외선차단제 등의 피부보호제에 첨가된 화학물질이 유입된다. 그러므로 화장품을 단순히 바르는 소모품으로 생각할 것이 아니라 잘못 사용하면 인체에 문제를 일으킬 수 있는 화학제품이 첨가되었다는 사실을 명심해야 한다. 그 밖에도 의복을 세탁할 때 사용되는 세탁세제, 섬유유연제에 첨가된 화학물질이 유입된다.

외부에서 병원성 미생물이 호흡기와 피부를 통하여 침입한다. 호흡기를 통해서 병원균이 침입하면 감기 등의 감염질환을 일으킨다.

또한 기생충은 주로 음식물의 섭취를 통하여 유입되지만 호흡기를 통해서도 유입된다.

(2) 소화기를 통한 유입

섭취하는 음식물로 유입되는 독소를 살펴본다.

소화기로 유입되는 독소들은 주로 음식에 첨가된 각종 화학물질인데 그 종류와 유입과정은 다음과 같다.

㉠ 화학첨가제인 화학조미료, 방부제, 합성착색료, 증점제, 발색제, 합성감미료, 유화제, 팽창제 등에 들어 있는 각종 화학물질이 유입된다.

㉡ 토양이 오염됨에 따라서 식수가 오염되고 수돗물도 화학소독제의 영향을 받으므로, 각종 화학물질이 유입될 수 있다.

ⓒ 주방에서 사용되는 주방세제에 첨가된 화학물질이 주방기기와 그릇 등에 잔류되어 있다가 유입된다.

ⓡ 무분별적으로 과다하게 복용하는 합성의약품 속에 들어 있는 화학물질이 유입된다.

그 밖에도 부패음식과 위생관리부족으로 인한 미생물과 기생충의 유입이 있다. 또한, 음식이 변질하여 나타나는 독성물질과 곰팡이균이 유입 된다.

정상적으로 섭취된 영양성분도 적정량을 넘어서면 대사과정에서 독소로 작용할 수 있다. 육식과 튀긴 음식의 섭취증가로 인하여 열량이 과잉되어 영양독이 발생한다. 단음료를 너무 많이 섭취해도 비만과 고지혈증을 발생시킨다. 외식문화와 인스턴트 음식의 섭취가 음식의 질을 떨어뜨리고 식품첨가물 속에 들어 있는 화학물질이 유입된다. 한편, 과도한 음주는 대사를 교란하여 독소를 발생한다.

음식을 섭취하는 습관에서 유입되는 독소들을 살펴본다.

잘 씹지 않음으로써 소화과정에서 일어나는 해독기능이 약화되면 결과적으로 독소의 유입이 늘어난다. 또한 위장의 소화효소를 낭비하고 식곤증 등을 발생시킨다. 식사 중 물이나 국물을 많이 마시면 소화시간이 길어지고 소화효소가 물에 씻겨 내려가게 되어 장내 부패를 유발하고 소화장애를 발생시킨다.

과도하게 차가운 빙과류, 아이스크림, 얼음물, 찬 음료수, 냉커피, 냉맥주, 냉모밀, 냉면, 냉콩국수 등의 음식을 섭취함으로써 기도와 장의 온도가 떨어지면, 목과 장의 면역력이 저하되어 공기와 장 속의 세균이 체내에 대량 유입되고 결국 혈액이 미생물독으로 오염된다.

물의 문제로 유입되는 독소를 살펴본다.

농약과 화학비료, 쓰레기, 폐기물, 부산물 등과 같은 유해물질의 지하매물은 수질을 오염시킨다. 또한 수돗물 소독에 이용하는 염소, 불소 등의 잔류도 문제가 될 수 있으며, 생수의 포장재질도 햇볕에 오래 노출되면 문제가 될 수 있다. 이와 함께 물은 적절치 않은 섭취량에서도 문제가 발생할 수 있다. 부족한 것도 문제이지만 필요 이상으로 섭취할 경우 수분정체가 일어나 몸이 무겁고 냉해지는 수독이 발생할 수 있다.

주로 마시는 물에 신경을 많이 쓰지만 마시는 물뿐 아니라 찌개나 된장국 등의 요리에 사용하는 물이나 쌀과 식재료와 주방기기를 씻는 물, 그리고 몸을 씻는 물에도 주의해야 한다.

(3) 파동을 통한 유입

일상생활에서 가장 많이 사용하는 TV, 컴퓨터 단말기, 휴대폰이 대표적이며, 여기서 방출하는 전자파로 유입된다.

오존층의 파괴로 인한 자외선, 자연방사능 등과, 질병의 검사를 위한 진단검진장비들, 치료기기에서 방출되는 의료방사능의 누적으로 유입된다.

그 밖에도 자동차 경적, 사람들의 대화, 광고음악과 홍보방송 등의 소음과 잔소리, 비방, 욕 등의 상처와, 사회적 관계가 늘어남에 따라 발생하는 직장의 갈등과 가족 간의 갈등 등으로 인한 스트레스로 유입된다.

3. 대사로 인한 발생

한의학의 병인론을 기준으로 내인으로 인해 발생하는 독소다.

(1) 생물독

우리가 체온조절에 실패하거나 면역력에 이상이 오면, 인체 내에 잠복해 있던 소량의 미생물들이 증식하여 미생물독으로 작용한다. 체온의 안정화가 이루어지거나 면역력이 정상화되면 미생물은 저절로 제거된다.

(2) 스트레스독

먼저 스트레스독의 원인을 살펴본다.

한의학에서 마음의 병을 일으키는 원인은 칠정상이다. 칠정상은 말 그대로 기쁨, 분노, 근심, 생각, 슬픔, 무서움, 놀람 등의 마음 씀이 과다하여 발생한다. 마음과 몸은 하나처럼 기능하므로 스트레스독은 전반적인 몸의 문제를 일으킨다. 따라서 스트레스독은 모든 질환의 원인이 될 수 있으며, 제일 우선하여 치료해야 하는 질병의 원인이다.

초기에는 마음 씀의 지나침에 의해 에너지와 혈액의 흐름과 신경소통에 문제가 발생하고, 이와 함께 독소들이 발생한다.

스트레스독은 홀로 작용하는 것이 아니므로 전체적인 독소의 발생을 가중시킨다. 결과적으로 소화장애를 일으켜 부패독을 만들고, 장운동을 저하시켜 노폐물독을 쌓이게 하고, 혈액순환장애를 일으켜어혈독을 만들고, 세포의 기능장애를 일으켜 담음독을 만들고, 수면장애와 면역력을 저하시켜 피로독과 미생물독을 증가시킨다.

(3) 영양독

영양독의 생성은 영양의 과다섭취와 소화기능의 저하로 발생한다.

영양의 과다섭취는 필요한 영양보다 영양이 많이 유입됐을 경우 잉여영양으로 발생한다. 이러한 잉여영양은 독소의 작용을 한다.

소화기능의 저하는 음식을 급하게 먹거나 불규칙하게 먹거나, 불량음식을 먹거나, 과식과 폭식을 하거나 스트레스가 많을 때 나타나는문제이며, 소화가 잘되지 않으면 부패하는 영양이 발생하므로 영양독이 발생하게 된다.

(4) 피로독

노동이나 운동 등 육체적 활동을 과다하게 하고 야간에 수면을 취하지 못하면 대사과잉으로 인한 피로독이 발생한다. 여기에서 주의할 것은 정상적인 대사활동에서도 피로독은 발생한다는 것이다. 이 때에도 대사산물이 발생하기 때문이다.

(5) 체질독

체질독은 체질적으로 취약한 부분이 대사활동에서 역할을 하지 못했을 때 대사가 안 되서 나타나는 노폐물독이 많이 발생하고, 다른 사람에게는 영양이 되는 것이 체질적 특성과 맞지 않아 독소로 작용하는 경우에 발생한다.

다음은 체질별로 어떤 독을 발생시키는지 살펴본다.

먼저 냉성 무력체질은 냉성 대사부족독을 주로 발생시킨다. 대개 피부 쪽의 면역력 저하로 인한 미생물독과 몸을 차게 하는 물질이나 영양으로 인한 냉독과 영양독을 만든다.

무력체질은 대사부족독을 주로 발생시킨다. 또한 에너지부족으로 인하여 피로독과 스트레스독을 발생시키고 소화력의 저하로 인한 영양독을 발생한다. 몸을 따뜻하게 하는 물질이나 영양은 열독과 영양독을 만든다. 한의학적으로 담음독이 많다.

열성 무력체질은 열성 대사부족독을 주로 발생시킨다. 에너지부족으로 인한 스트레스독 피로독과 소화장애로 인한 영양독 부패독이 발생하고 대사과잉으로 인한 노폐물독이 발생한다.

무력성 열체질은 대사부족성 열독을 주로 발생시킨다. 몸을 따뜻하게 하는 물질이나 영양은 열독을 만들고 대사과잉으로 인한 노폐물독이 발생한다. 또한 에너지부족과 소화장애로 인한 피로독과 영양독이 발생한다.

열체질은 열독을 주로 발생시킨다. 또한 열이 많고 소변대사가 약하므로 영양과잉과 과잉대사로 인한 영양독과 피로독을 발생한다. 몸을 따뜻하게 하는 물질이나 영양은 열독과 영양독을 만든다.

습성 열체질은 습성 열독을 주로 발생시킨다. 또한 과잉대사와 수습정체로 영양독과 피로독을 발생한다. 몸을 따뜻하게 하거나 수분정체를 일으키는 물질이나 영양은 열독, 영양독, 피로독을 만든다. 한의학적으로 수습독이 많다.

염증성 건조체질은 염증성 어혈독을 주로 발생시킨다. 또한 과잉대사와 수습정체로 영양독과 피로독을 발생한다. 몸을 따뜻하게 하거나 수분정체를 일으키는 물질이나 영양은 열독, 영양독, 피로독을 만든다. 한의학적으로 수습독이 많다.

건조체질은 어혈독을 주로 발생시킨다. 또한 혈액순환장애가 일어나고 산소가 많아지고 건조하므로 어혈독과 피로독을 만든다. 몸을 차게 하는 물질이나 영양은 냉독과 영양독을 만든다.

냉성 건조체질은 냉성 어혈독을 주로 발생시킨다. 혈액순환장애로 인한 어혈독과 피로독을 만든다. 또한 냉한 기운이 영양독과 수습독을 만든다.

건조성 냉체질은 어혈성 냉독을 주로 발생시킨다. 차게 하는 물질이나 영양은 냉독을 만들고 어혈독과 수습독을 만든다. 또한 대사부족으로 인한 영양독과 피로독을 만든다.

냉체질은 냉독을 주로 발생시킨다. 또한 발산력이 부족하여 수습정체가 있고 산소가 많아지며 차고 건조하므로 수습독, 노폐물독이 발생한다. 차게 하는 물질이나 영양은 냉독과 영양독을 만든다.

무력성 냉체질은 대사부족성 냉독을 주로 발생시킨다. 또한 피부 쪽의 면역력 저하로 인하여 미생물독이 발생한다. 몸을 차게 하는 물질이나 영양은 냉독과 영양독을 만든다.

4. 배출장애로 발생

유입되거나 발생한 후에 배출되기 전까지 인체 안에 잔류하는 모든 독을 노폐물독이라고 정의한다. 노폐물독은 외부에서 유입된 모든 독소와 인체대사에서 발생한 모든 독소를 포함한다. 따라서 유입이 늘어나거나 발생이 늘어나면 노폐물독은 늘어난다. 또한 정상적인 배출에 문제가 발생되어도 노폐물독이 늘어난다. 독성을 지닌 물질도 문제이지만 독성이 없는 영양도 배출되지 않으면 독소로 작용하기 때문이다. 따라서 노폐물독을 해독하려면 대변, 소변, 호흡, 모발, 손발톱 때와 분비물을 통하여 배출시켜야 하는데 그중에서도 대표적인 배출 통로가 호흡, 땀, 대변, 소변이다. 노폐물독의 해독은 배출로 이루어지므로 배출되는 통로를 기준으로 분류하여 살펴본다.

(1) 호흡기와 피부로의 배출장애

현대에 들어 생활방식이 변화함에 따라, 노동과 육체활동이 급격하게 감소하였고 호흡과 혈액순환과 생리활동이 많이 줄어들게 되었다. 이는 호흡기와 피부로의 독소배출이 줄어드는 원인으로 작용해 휘발성 독소를 비롯한 인체 내에서 발생하는 독소의 축적이 늘어나고 있다. 따라서 활성산소의 축적도 늘어나고 있는 셈이다.

(2) 대변으로의 배출장애

식이섬유와 부영양소가 부족한 식사를 하고 찬 음료를 많이 마시고 활동량이 부족해지면, 대변으로의 독소 배출력이 부족해진다.

(3) 소변으로의 배출장애

피곤하고 스트레스를 많이 받고 냉장고 음식을 자주 먹거나 마시면, 에너지가 부족하거나, 심장이나 신장의 기능이 약해지거나, 활동량이 부족하거나 몸이 냉해져 순환장애와 배설장애가 일어나서 수분이 정체되고 수용성 독소가 쌓이게 된다. 노화 역시 수용성 독소를 증가시킨다.

(4) 인체의 조화 기능을 통한 배출장애

과학의 발전으로 인하여 사회활동과 인간관계가 늘어남에 따라 휴식시간이 줄어들고, 또한 야간활동이 늘어남에 따라 심리적 스트레스의 해소기회는 점점 더 줄어들게 된다.

chapter 04

예방법

독소를 예방하기 위해서는 독소가 생성되는 과정을 잘 알아야 한다. 독소의 생성과정은 두 가지로, 독소물질이 외부에서 유입되는 경우와 내부에서 발생되는 경우가 있다. 따라서 외부에서 유입되는 독소의 종류와 유입되는 과정을 잘 이해하여 효율적으로 유입을 차단해야하며 내부에서 발생하는 독소의 종류와 발생과정을 잘 이해하여 효율적으로 발생을 억제해야 한다.

1. 독소 유입을 차단하는 건강관리

독소의 유입을 차단하는 해독법은 현재 일반적으로 널리 사용하는 해독법이다. 유해물질을 차단하고 적게 먹는 것을 중심으로 관리하므로 해독의 중심을 '소식, 단식, 자연식'으로 삼는다.

유입되는 독소는 주로 생물독과 오염물독, 파동독이다. 유입되는 통로는 코와 피부와 입이다. 따라서 생물독과 오염물독이 코와 피부와 입으로 들어오는 과정에서 잘 차단해주어야 한다.

먼저 생물독을 차단하기 위해서는 병원균이 유행할 때 감염에 유의해야 하고 날것을 먹을 때는 위생에 더욱 신경 써야 한다.

둘째로 오염독을 차단하기 위해서는 합성품은 될 수 있는 대로 멀리하고 유기농 음식을 주로 먹어야 하며, 자연소재로 된 의복과 생활용품과 거주환경을 이용하는 것이 좋다. 특히 피부에 바르는 것은 될 수 있으면 먹을 수 있는 것만을 이용하는 것이 좋다.

끝으로 파동독은 될 수 있으면 피하는 것이 좋지만 피할 수 없는 경우에는 유해파억제장치를 이용하거나 뇌에 영향이 적게 가도록 배려한다.

2. 독소 발생을 억제하는 건강관리

발생되는 독소는 주로 체질독, 피로독, 스트레스독, 영양독이다. 따라서 체질독, 피로독, 스트레스독, 영양독이 발생되는 과정에서 잘 억제해야 한다.

(1) 체질독의 발생억제

체질독은 평소 체질적으로 약한 부분을 보완하여 발생을 억제한다. 보완하는 방법은 '생일체질별 해독'에 나와있는 '해독을 돕는 건강관리'를 이용하면 된다. 또한 건강관리의 큰 줄기는 다음과 같다.

무력체질은 잘 쉬어주고, 열체질은 열과 흥분을 안정시키고, 건조체질은 모세혈관의 순환을 촉진하여 분비선의 기능을 좋게 하고, 냉체질은 배를 따뜻하게 관리하는 것이다

(2) 피로독의 발생억제

인간의 신체는 휴식을 통해 활력을 보충한다. 그러므로 휴식은 피로독의 발생을 억제하는 역할을 한다. 피로독이 일정량 이상 쌓이게 되면 졸리는 증상이 나타나게 되는데 이때는 반드시 쉬어줘야 한다. 그렇지 않으면 피로독이 더욱 쌓이게 되어 개인활동에 지장을 끼치게 된다. 휴식에서 제일 중요한 것은 충분한 수면이다. 오후나 저녁에 졸리는 증상이 나타나면 저녁을 거르거나 소화에 부담 없는 것으로 소량만 먹고 소화되자마자 바로 숙면을 취해야 한다.

(3) 스트레스독의 발생억제

스트레스독의 발생의 억제는 마음을 편하게 해주는 것에서부터 시작된다.

첫째, 마음은 신체 리듬에 따라 편안해질 수 있다.

몸 안에서 에너지와 혈액의 흐름이 잘 이루어지면 마음이 편안해진다. 따라서 무리하지 않는 범위 내에서 흐름을 촉진하는 유산소운동

을 자주 하는 것이 마음을 편안하게 해주고 스트레스독의 발생을 줄여준다.

둘째, 심장을 튼튼하게 해준다.

심장을 튼튼하게 만드는 활동들은 마음을 편안하게 만드는 데 도움이 된다.

심장을 튼튼하게 해주는 방법으로는 에너지를 보충하여 소화기의 운동력을 높여주는 방법, 심장의 흥분을 가라앉히는 호르몬의 분비를 촉진하기 위하여 보음약을 복용하는 방법, 심장의 열기를 식히기 위해서 충분한 수분을 보충하는 방법, 혈액량을 충분하게 보충하여 혈액순환을 촉진하여 심장의 부담을 줄여주는 방법, 아랫배로 혈액이 잘 순환하도록 배를 따뜻하게 해주는 방법이 있다.

셋째, 호흡을 느리고 깊게 하여 심장을 안정시켜준다.

심장박동과 폐호흡은 함께 운동한다. 폐호흡이 느리고 깊어져 안정될수록 심장박동도 안정된다.

넷째, 충분히 깊게, 푹 자야 한다.

정신적인 충격이나 스트레스독은 주로 잠잘 때 해독된다고 하였다. 따라서 수면에 방해되는 생활을 개선하고 좋은 수면환경을 조성하고 수면시간을 충분히 배려해야 한다.

다섯째, 시간이 날 때마다 생각 버리기 연습을 한다.

될 수 있는 대로 생각 안 하기 연습을 하고 이미 든 생각은 지나쳐 버리는 연습을 한다.

이렇게 노력하면 마음이 편안해지고 심장이 건강해져서 스트레스독의 발생이 줄어든다. 또한 이미 발생한 스트레스독도 더 빨리 해독된다.

스트레스독의 해독은 앞에서 살펴본 바와 같이, 전반적인 해독법을 모두 이용하여야 효과를 극대화할 수 있다. 따라서 호흡과 대소변을 이용한 독소의 배출을 늘리고, 영양섭취를 줄이고, 소화력을 높이고, 혈액순환을 촉진하고, 수면을 개선해주어야 한다.

한편 종교에서는 노화하여 죽을 수밖에 없는 인간의 한계에서 오는 불안감을 스트레스독의 근본으로 삼는다. 정신분석학에서는 사람이 태어나면서 받게 되는 외부적 충격의 상처에서 벗어나지 못한 것을 스트레스독의 근본으로 삼는다. 한의학에서는 마음의 치우침을 스트레스독의 근본으로 삼는다.

스트레스독이 일으키는 질병들의 공통되는 특징은 마음의 불안정이다. 이 마음의 불안정을 바로잡는 치료법은 다름 아닌 사랑이다. 스트레스독의 근본적인 치료법은 바로 사랑인 것이다. 나로 시작하여 가장 가까운 사람부터 사랑해가는 것이다. 가장 멀리 있는 사람까지 사랑할수록 스트레스독의 해독효과는 높아진다. 따라서 스트레스독의 발생을 억제하는 가장 좋은 건강관리는 마음을 편안하게 해주는 생활을 함과 동시에 사랑하는 마음을 길러가는 것이다.

(4) 음식독의 발생억제

만성병의 원인은 대부분 음식에서 발생한다. 음식이 건강을 만들기도 하고 병을 만들기도 하는 것이다. 즉 사람은 먹는 것에 따라서 몸의 상태가 결정된다. 그래서 독소의 발생을 예방하기 위해서는 무엇보다 올바른 음식물의 섭취가 중요하며 질 좋은 음식을 먹는 것이 특히 더 중요하다. 결국 음식의 문제가 질병 치료의 모든 것이 될 수도 있기 때문이다.

㉮ 음식의 질

올바른 음식물을 선택하는 방법에는 자연식을 하는 법과 곡류 60%, 야채와 과일 30%, 육류 10%의 비율로 골고루 먹는 법, 효소, 비타민, 미네랄, 식이섬유 등의 부영양소가 많은 음식을 먹는 법, 좋은 물을 마시는 법, 좋은 질의 음식을 먹는 방법들이 있다.

첫째, 자연식을 해야 한다.

가능하다면 제철에 수확한 유기농 음식을 먹어야 한다. 음식은 기본적으로 태양에너지를 응축시킨 것이다. 따라서 음식이 되어야 할 식물은 태양빛 아래서 자라야 하며, 태양에너지를 풍부하게 담고 있는 것이 원칙이고, 음식이 되어야 할 동물은 제철에 잘 자란 식물을 먹으며 건강하게 활동한 것이어야 한다.

또한 음식은 생명력이다. 각각의 동식물들이 본래의 특성대로 자라고 활동하여 고유의 생명력이 충분하게 발휘된 것이어야 한다. 그래야 음식 안에 생명력이 풍부하여, 섭취했을 때 사람도 더불어 생명력이 충만해지고 건강해지는 것이다. 또한 음식의 생명력을 제대로 받아들이기 위해서는 최대한 가공하지 않아야 하고 정제하지 않아야 하며 식품첨가물을 첨가하지 않아야 한다.

특히 정제된 밀가루 제품의 과다한 섭취는 아토피를 포함한 알레르기질환의 원인이 될 수 있으므로 알레르기질환이 있을 때는 가급적 밀가루의 섭취를 피하는 것이 좋고, 먹더라도 통밀을 먹는 것이 좋다.

음식이 일으키는 문제의 출발점이 알레르기이므로 알레르기에 대하여 좀 더 자세히 살펴보기로 한다.

한의학적으로 알레르기는 소화기와 음식의 문제로 본다. 비위계통의 문제와 관련되어 알레르기가 나타나는 것으로 보는 것이다. 실제로 자신에게 맞지 않는 음식을 먹으면 두드러기 등의 피부질환이 발생한다. 따라서 음식독이 알레르기를 발생시킨다고 볼 수 있다.

현대의학에서도 알레르기의 원인은 단백질의 문제로 본다. 단백질이 아미노산 등의 미립자로 분해되어 흡수되어야 하는데, 분해되지 않은 단백질 자체로서 장벽을 통과하면 항원으로 작용하여 알레르기가 발생하는 것으로 추정하는 것이다. 다시 말해 소화장애로 인해 충분히 분해되지 못한 단백질이 발생하게 되고, 이미 염증으로 손상된 장벽이 거름막 기능을 못 하면 분해되지 않은 단백질이 혈액 속으로 유입되는 것이다.

특히, 우유 속의 카제인 단백질과 밀가루 속의 글루텐 단백질은 단백질이면서 소화장애를 잘 일으키므로, 알레르기질환이 있을 때는 우선 우유와 밀가루의 섭취에 유의해야 한다. 따라서 우유를 마시거나 밀가루 제품을 섭취하는 것과 관련되어 알레르기 질환이 나타날 때에는, 당분간 우유를 마시지 않거나 밀가루를 섭취하지 않고 반응을 살펴볼 필요가 있다. 특히 소아에게 알레르기 질환이 있으면 더욱 주의해야 한다. 우유와 밀가루 제품을 섭취하지 않는 방법만으로 알레르기가 개선되는 경우가 있기 때문이다. 만약 우유를 섭취하고 싶을 때는 치즈나 요구르트 등의 발효식품으로 대체해 먹는 것이 좋다.

둘째, 골고루 먹어야 한다.

보통 60%의 곡류, 30%의 야채와 과일, 10%의 육류를 기준으로 골고루 먹는 것이 좋다. 간혹 육류를 아주 금하는 분들도 있는데, 일시적으로 치료 효과를 높이기 위한 조치를 제외하면 질 좋은 육류의 소량섭취는 필요한 것이다. 채식주의자가 되어보겠다고 도전하는 분 중에 얼마 못 가서 질병에 노출되는 경우도 있다.

셋째, 효소, 비타민, 미네랄, 식이섬유 등의 부영양소가 많은 음식을 먹어야 한다.

현미 등의 도정하지 않은 통곡물, 야채, 과일, 발효식품 등을 섭취하는 것이다. 효소, 비타민, 미네랄은 해독대사를 촉진시키고 식이섬유는 독소를 배출시킨다.

넷째, 좋은 물을 충분히 마셔야 한다.

수분이 부족해지면 수분을 이용한 해독활동에 장애가 발생한다. 그렇다면 가장 좋은 물은 무엇일까. 가장 좋은 물은 야채나 과일에 포함되어 있는 물이다. 생명체 안에 있는 물은 생명력이 강하기 때문이다. 따라서 수분이 풍부한 야채나 과일을 위주로 수분을 섭취하는 것이 좋으며 안전하게 포장된 생수를 마시는 것이 좋다.

만성병의 원인은 대부분 음식에서 발생한다. 음식이 건강을 만들기도 하고 병을 만들기도 하는 것이다. 사람은 먹는 것에 따라서 몸의 상태가 결정되기 때문이다. 따라서 독소의 발생을 예방하기 위해서는 무엇보다 올바른 음식물의 섭취가 중요하다. 특히 질 좋은 음식을 먹

는 것이 중요하다. 따라서 음식의 문제가 질병 치료의 모든 것이 될
수도 있다.

㉔ 식사방법

올바른 식사방법은 적당량을 먹는 법, 오랫동안 꼭꼭 씹어 먹는 법,
따뜻한 음식을 먹는 법으로 이루어진다.

첫째, 적당량을 먹어야 한다.
보통의 경우 적당량은, 알맞다고 생각하는 양보다 약간 적게 먹는
것이다. 다시 말해 다음 식사시간이 되었을 때 공복감이 느껴지면서
입에 침이 고이게 될 정도가 된다면 그것이 바로 지금 식사의 적당량
인 것이다.

또 다른 기준을 들자면 밥을 정말 맛있게 먹는 방법이다. 식사를 할
때에는 처음부터 맛이 없으면 먹지 않아야 하고 식사 도중에 맛이 없
어지면 그만 먹어야 하는 게 원칙이다. 시장이 반찬이란 말이 있다.
공복감이 느껴지면 저절로 음식은 맛있어진다. 한의학에서는 위장이
차면 장이 비워져야 하고, 장이 차면 위장이 비워져야 한다. 위와 장
이 함께 채워지면 안 된다는 얘기다. 장이 비워지기도 전에 위장을 채
우는 것은 위와 장을 해치는 습관이 될 수 있기 때문이다. 따라서 식
사한 것이 소화가 되어 장까지 비워지는 바로 그때가 다시 식사를 할

수 있는 때이다. 그때는 저절로 입맛이 돈다. 만약 맛이 없는 데도 먹으면 조금만 먹더라도 과식이 될 수 있다.

또 하나, 피곤하면 입맛이 떨어진다. 피곤하다는 것은 에너지가 부족하다는 것이다. 이때는 음식을 먹기보다는 쉬어줘야 한다. 그러니 푹 쉬고 기운이 회복되어 입맛이 다시 생길 때 식사를 하는 것이 맞다.

또한 스트레스 역시 과식을 유도하여 적당량의 음식섭취를 방해한다. 스트레스가 심해지면 정서적인 결핍감에 빠지게 되어, 음식을 섭취하여도 입맛이 충족되기 어려워진다. 따라서 자꾸만 부족감을 느끼게 되어, 자주 간식이나 과식을 유도하여 결국 영양독이 쌓이게 한다. 따라서 이러한 경우에는 집중적인 스트레스 해소치료를 해야 한다. 내부적인 심리적 갈등이나 상처를 치유하고 새로이 발생하는 스트레스를 완화해주어야 한다.

둘째, 오랫동안 꼭꼭 씹어 먹어야 한다.

잘 씹지 않으면 입안에서의 소화작용과 살균해독작용이 일어나지 않는다. 오래 씹어야 혀밑샘, 턱밑샘, 귀밑샘의 소화효소가 충분히 분비되어 입안에서의 소화와 해독이 이루어지기 때문이다. 입안에서의 소화작용이 충분히 일어나지 않은 상태에서 음식을 삼키면 위장에서의 소화작용에 부담이 생기게 되고 소화장애가 일어날 수 있다. 따라서 위장에서의 소화효소가 낭비되어 전반적인 소화력이 떨어지게 된다. 소화력이 떨어지면 피로, 무기력, 식곤증 등의 증상이 발생하게 된다. 다시 말해 음식을 30번 이상 꼭꼭 씹어 먹는 것은 그 자체만으로 중요한 해독활동이 되고 소화활동이 된다. 오래 씹어서 침이 음식물과 충분히 섞이면, 음식물 속에 들어있는 병원균을 죽이고 독소를 중화시키고 소화과정의 첫 출발이 잘 이루어져 전체적인 소화작용이 활발해지기 때문이다. 따라서 오랫동안 꼭꼭 씹는 것은 해독을 위해서나 소화를 위해서나 매우 중요하다고 할 수 있다. 또한 오랫동안 꼭꼭 씹어 먹으면 포만중추가 빨리 만족되어, 자연스럽게 과식을 막고 소식을 유도한다. 이와 함께 소화가 안 되어 나타나는 부패와 덜 소화된 음식물로 인한 문제 역시 막아준다. 전체적인 소화과정이 잘 이루어지는 것 자체가 소화가 덜 된 음식물의 발생과 부패의 발생을 막는 것이기 때문이다. 만약 단백질이 아미노산까지 충분히 소화·분해되지 않은 상태에서 유입되면 알레르기의 원인으로 작용할 수 있다. 따라서 충분한 소화는 소화 자체로서 해독활동을 담당하는 것이다.

결국 꼭꼭 씹는 것 하나만으로도 과영양을 막아 영양독을 해독하고, 부패를 막아 부패독을 해독하고, 덜 분해된 단백질을 막아 알레르기독을 해독하고, 미생물을 살균하여 미생물독을 해독하고, 화학물질을 중화시켜 오염독을 해독하게 된다. 결과적으로 여러 가지 해독활동을 해주므로 많은 생활습관병을 예방해주게 된다.

셋째, 식사 중에 물이나 국을 먹지 말아야 한다.

식사 바로 전과 후를 포함하여 식사 중에 물을 많이 마시게 되면, 소화효소가 물에 씻겨 내려가고 희석되어 소화시간이 길어지고 소화장애가 발생할 수 있다. 소화장애가 발생하면 해독작용이 약해지고 부패독과 덜 소화된 영양물질이 유입되어 혈액이 오염될 수 있으며, 면역력이 저하되고 많은 질병의 원인이 될 수 있다.

넷 째, 따뜻한 음식을 먹이야 한다.

차가운 음식을 먹게 되면 위와 장의 온도가 내려가 소화력이 떨어지고 혈액순환에 장애가 발생한다. 소화는 위와 장의 연동운동으로 이루어지는 기계적 소화와 소화효소를 이용한 화학적 소화와 미생물을 이용한 발효적 소화로 구성된다. 연동운동과 효소분비·발효 등의 인체 활동이 활발해지려면 일정한 복부 온도가 유지되어야 한다. 특히 발효는 최적의 온도상태가 제일 중요하므로 복부 온도는 다른 곳보다 더 높아야 한다. 따라서 빙과류, 아이스크림, 얼음물, 찬 음료, 냉커피, 냉맥주, 냉모밀, 냉면, 냉콩국수 등의 과도하게 찬 음식들을 섭취하게 되면 복부 온도를 떨어뜨려 소화장애를 일으킨다. 또한 기도와 장의 온도를 떨어뜨려 목편도와 장편도 속에 있는 면역세포의 활동을 약하게 하여 공기 중과 장 속의 세균이 체내로 침입하는 것을 막아내지 못하게 될 수도 있다.

한편, 복부의 온도가 떨어지면 수승화강의 작용이 억제되어 혈액순환에 장애가 발생하고 심장이 약해질 수 있다.

생일을 알면 해독이 보인다

PART 3

이해하기

chapter 01

생일체질 이해하기

인체의 대사는 공통적인 점도 중요하지만 체질적인 특성도 중요하다. 체질적인 특성이 독작용을 하거나 독소의 활동을 확대시킬 수 있기 때문이다. 따라서 건강을 관리할 때나 질병을 치료할 때에는 공통적인 대사를 기준으로 체질별 특성을 고려해야 한다. 체질별 특성인 생일체질을 이용하여 해독의 효과를 극대화한다. 생일체질에 대한 이해를 돕기 위해 간단히 설명하도록 한다.

1. 생일체질의 감별진단

생일체질을 감별하기 위해서는 세 단계의 진단을 거친다. 추정진단, 예비진단, 확정진단이다.

추정진단은 생일이 해당하는 절기를 기준으로 진단한다. 생일을 이용하여 자신이 해당되는 절기를 찾고, 다시 해당하는 생일체질을 찾는다. 생일을 기준으로 해당하는 체질을 찾으면 추정진단을 마치는 것이다.

예비진단은 추정 진단된 생일체질의 특성에 대한 설명을 살피고 나서, 그 특성과 자신의 몸의 상태를 서로 비교하여 서로 일치하는 것을 기준으로 진단한다. 서로 일치하면 예비진단을 마칠 수 있다.

확정진단은 예비진단된 생일체질에 맞는 건강관리법을 이용하여 관리를 하거나 생일체질에 맞는 한약으로 질병을 치료하여 효과가 나타나는 것을 기준으로 진단한다. 생일체질에 맞는 건강관리법과 한약치료가 효과가 좋았다면 확정진단을 마칠 수 있다.

확정진단을 마쳐야 자신의 체질이 생일체질적으로 어떤 체질인가를 비로소 정할 수 있다. 그 이전까지는 확정적으로 생각하면 안 되고 단지 그럴 가능성이 높다고만 생각해야 한다.

예를 들어 3월 10일에 태어났다면, 해당하는 절기는 경칩이다. 경칩은 봄에 해당하므로 무력체질로 추정 진단한다. 추정 진단된 무력체질의 특성은 에너지 부족으로 인한 무기력이다. 무력증은 기운이 없고 자꾸 눕고 싶거나, 입맛이 없고 소화도 안 되고, 식은땀이 나거나, 마비가 오거나 저리고, 의욕이 없고 예민한 증상들이 나타난다. 본인의 평소 상태가 이러한 증상들과 일치한다면 예비진단을 내린다.

만약 예비진단된 무력체질에 근거하여 무력증을 치료해주는 생일보약을 복용한 후 효과가 좋았다면 그때 비로소 무력체질로 확정 진단한다. 즉 세 가지 단계를 거쳐 체질적 특성이 맞음을 확인하여야 확정 진단할 수 있다. 확정 진단이 내려지면 그 진단에 근거하여 건강관리와 질병치료를 지속할 수 있다.

2. 체질별 설명

생일체질은 12가지의 체질로 구분한다. 12가지의 체질은 다음과 같다.

㉮ 냉성 무력체질

• 냉성 무력체질의 진단

보통 양력 2월 5일부터 2월 20일 사이인 초봄에 태어난 사람들이 많다.

• 냉성 무력체질의 주요특성과 증상

무기력한(기운 없는) 특성을 중심으로 냉한 특성이 일부 섞였다. 따라서 기운이 없는 증상에 찬 증상이 일부 섞여 나타난다.

기운이 없는 증상을 간단히 살펴보면 에너지 부족으로 인하여 무기력하고 피곤하고, 자꾸 눕거나 자려 하고, 어지럽고, 하품을 하고, 심장무력증으로 인한 신경예민스트레스가 많고, 폐무력증으로 숨이 짧

아지고, 위무력증으로 소화불량, 식욕부족, 위하수, 차멀미가 잘 나타
나고, 장무력으로 설사나 알레르기질환(알레르기비염, 알레르기피부), 탈
장이 잘 나타나고, 신경무력으로 저림, 마비가 나타나고 근육무력으
로 인한 늘어짐과 관절변형이 잘 나타난다.

찬 증상을 간단히 살펴보면 추위를 많이 타고, 손발과 아랫배가 차
고, 관절과 근육이 아프고 근육 경련이 잘 나타나고, 몸살감기, 두통
감기, 복통, 설사가 잘 나타나고, 혈허증싱인 불면, 변비, 구화증(식욕
은 좋은데 먹으면 소화가 안 되는 증상)이 나타난다.

특히 1년 중에 제일 건조해지는 시기이므로 수분이 부족해서 나타
나는 목감기가 잘 나타난다.

㉯ 무력체질

• 무력체질의 진단

보통 양력 2월 21일부터 4월 20일 사이인 봄에 태어난 사람들이
많다.

• 무력체질의 주요특성과 증상

무력체질은 무기력한 특성이 강하다. 따라서 에너지가 부족해서 발
생하는 무력증이 주로 나타난다. 무력증을 간단히 살펴보면 에너지
부족으로 인하여 기운이 없고 늘어지고 피곤하며 자꾸 눕거나 자려하

고, 어지럽거나 하품을 하고, 심장무력증으로 인한 신경예민스트레스가 많고, 폐무력증으로 인해 숨이 짧아지고, 위무력증으로 인해 소화불량, 식욕부족, 위하수, 차멀미가 나타나고, 장무력으로 인해 설사, 탈장이 나타나고, 신경무력으로 인해 저림과 마비가 나타나고, 근육무력으로 인해 늘어짐, 관절변형이 나타난다.

또한 무력체질은 장의 거름막 역할에 장애가 와서 독소와 덜 소화된 물질이 유입되므로, 알레르기질환(알레르기비염, 알레르기피부)이 많이 발생한다. 외부환경에 대한 대응력이 부족하여 차멀미를 잘 하고, 조금만 추워도 추위를 잘 타고 조금만 더워도 더위를 잘 탄다.

위와 장의 무력증은 심장의 혈액을 복부로 유입시키지 못하므로 심장에 무리가 올 수 있다. 심장의 흥분이 쉽게 발생하여 허열이 생기고 그 허열이 머리로 상승하여 어지럼증과 두통을 일으키고, 얼굴 부위에 염증을 만든다. 또 기운이 없어 순환장애가 잘 발생하고, 따뜻하면 체액의 발산이 잘 일어나므로 인체 전해질량의 부족을 일으킬 수 있다.

몸이 약하니 육체적인 스트레스를 잘 받고 신경이 예민하다.

㉓ 열성 무력체질

•열성 무력체질의 진단

보통 양력 4월 21일부터 5월 4일 사이인 늦봄에 태어난 사람들이 많다.

•열성 무력체질의 주요특성과 증상

무기력한(기운 없는) 특성을 중심으로 약간의 뜨거운 특성이 섞인다. 따라서 기운이 없는 증상에 뜨거운 증상이 일부 섞여 나타난다.

기운이 없는 증상을 간단히 살펴보면 에너지 부족으로 인하여 무기력하거나 피곤하고, 자꾸 눕거나 자려 하고, 어지럽거나 하품을 하고, 심장무력증으로 인한 신경예민스트레스가 많고, 폐무력증으로 인한 짧은 숨이 있고, 위무력증으로 인한 소화불량, 식욕부족, 위하수, 차멀미가 나타나고 장무력으로 인한 설사, 알레르기질환(알레르기비염, 알레르기 피부), 탈장이 나타나고, 신경무력으로 인한 저림과 마비가 나타나고, 근육무력으로 인한 늘어짐 관절변형이 잘 나타난다.

뜨거운 증상을 간단히 살펴보면 가슴이 답답하고, 심장이 두근거리고, 성격이 급해지고, 입이 마르고, 갈증이 나거나 혀가 갈라지고, 눈이 충혈되고, 얼굴이나 머리와 피부에 트러블(피부질환)이 많이 나타나고, 소변을 자주 보거나 시원하지 않다.

㉑ 무력성 열체질

•무력성 열체질의 진단

보통 양력 5월 5일에서 5월 20일 사이인 초여름에 태어난 사람들이 많다.

•무력성 열체질의 주요특성과 증상

뜨거운 특성을 중심으로 약간의 기운 없는 특성이 섞였다. 따라서 뜨거운 증상에 기운이 없는 증상이 일부 섞여 나타난다.

뜨거운 증상을 간단히 살펴보면 가슴이 답답하고, 심장이 두근거리고, 성격이 급해지고, 입이 마르고, 갈증이 나거나 혀가 갈라지고, 눈이 충혈되고, 얼굴이나 머리와 피부에 트러블(피부질환)이 많이 나타난다. 또한 염증(구내염, 방광염, 자궁내막염, 질염 등)이 잘 발생하고, 더위를 많이 타고, 땀이 많고, 소변이 붉어지고 탁해지고 시원치 않으면서 자주 보고, 입 냄새가 잘나고, 시원한 것을 좋아한다. 열증이 오래가면 열이 상부에 몰리고 다른 한편으로 아래쪽에 열이 부족해져 '상열하한'의 증상이 나타난다.

기운이 없는 증상을 간단히 살펴보면 에너지 부족으로 인하여 무기력하거나 피곤하고, 자꾸 눕거나 자려고 하고, 어지럽거나 하품을 하고, 심장무력증으로 인한 신경예민스트레스가 많고, 폐무력증으로 인한 짧은 숨이 있고, 위무력증으로 인한 소화불량, 식욕부족, 위하수,

차멀미가 나타나고 장무력으로 인한 설사, 알레르기질환(알레르기비염, 알레르기피부), 탈장이 나타나고, 신경무력으로 인한 저림과 마비가 나타나고, 근육무력으로 인한 늘어짐, 관절변형이 잘 나타난다.

㉤ 열체질

• 열체질의 진단

보통 양력 5월 21일에서 7월 21일 사이인 여름에 태어난 사람들이 많다.

• 열체질의 주요특성과 증상

뜨거운 특성이 중심이다. 따라서 열증이 주로 나타난다.

열증을 간단히 살펴보면 가슴이 답답하고, 심장이 두근거리고, 성격이 급해지고, 흥분을 잘하고 화를 잘 내며, 입이 마르고, 갈증이 나거나, 혀가 갈라지고, 눈이 충혈되고, 얼굴이나 머리와 피부에 트러블(피부질환)이 많이 나타난다. 또한 염증(구내염, 방광염, 자궁내막염, 질염 등)이 잘 발생하고, 더위를 많이 타고, 땀이 많고, 소변이 붉어지고 탁해지고 시원치 않으면서 자주 보고, 입 냄새가 잘나고, 시원한 것을 좋아한다. 열증이 오래가면 열이 상부에 몰리고 다른 한편으로 아래쪽에 열이 부족해져 '상열하한'의 증상이 나타난다. 말 그대로 위쪽은 덥고 아래쪽은 찬 것이다. 열이 많으면 에너지생산에 장애가 발생하고 산소의 유입량이 적어서 영양을 에너지로 바꾸는 힘이 약해진다. 따라서 무기력증이 동반된다. 열체질의 무기력증은 주로 피로와 짜증으로 나타난다.

㉕ 습성 열체질

•습성 열체질의 진단

보통 양력 7월 22일에서 8월 6일 사이인 늦여름에 태어난 사람들이 많다.

•습성 열체질의 주요특성

뜨거운 특성을 중심으로 약간의 습한 특성이 섞였다. 따라서 뜨거운 증상에 습한 증상이 일부 섞여 나타난다.

뜨거운 증상을 간단히 살펴보면 가슴이 답답하고, 심장이 두근거리고, 성격이 급해지고, 입이 마르고, 갈증이 나거나 혀가 갈라지고, 눈이 충혈되고, 입안이 잘 헐고, 얼굴이나 머리와 피부에 트러블(피부질환)이 많이 나타나고, 소변을 자주 보지만 시원치 않다.

습한 증상을 간단히 살펴보면 주로 붓고, 몸이 무겁고, 소변이 시원치 않고, 변이 묽고 설사가 나고, 머리에 띠를 두른 듯하고, 관절염이 잘 오고 가슴과 배가 답답한 증상들이 나타난다. 또한 신장과 방광의 기능이 약해진다.

이 체질은 습식사우나와 비슷한 특성을 지닌다. 습식사우나에 오래 있으면 숨이 막히고 짜증이 많이 난다. 따라서 이유 없이 짜증이 많이 나는 체질이다. 그 안에서는 음식도 금방 상한다. 따라서 몸에서도 똑같은 현상이 일어나 음식이 장속에서 소화되지 못하고 잘 상할 수 있어 음식으로 인한 배탈이 잘 발생한다. 또한 감염으로 인한 설사인 이질도 잘 나타날 수 있다. 우리 몸 자체도 잘 상해 점막의 염증이나 허는 증상(궤양성 염증)이 많아진다.

㉒ 염증성 건조체질

•염증성 건조체질의 진단

보통 양력 8월 7일부터 8월 21일 사이인 초가을에 태어난 사람들이 많다.

•염증성 건조체질의 주요특성과 증상

건조한 특성이 중심이면서 점막의 습열이 일부 섞였다. 따라서 건조한 증상에 점막의 염증증상이 일부 섞여 나타난다.

건조한 증상을 간단히 살펴보면 혈액과 진액의 부족으로 점막의 분비물이 적어져 뻑뻑해지고, 피부가 건조해지고, 변비, 비듬, 각질, 건선, 피부의 갈라짐, 안구건조증, 매핵기(역류성 식도염), 과민성대장증후군, 심계정충, 천식, 근육긴장과 근육통, 불면, 위궤양, 속쓰림, 현기증, 생리량 감소 등의 증상이 잘 나타난다.

점막을 중심으로 남아 있는 습열은 염증을 잘 발생시키고 특히 궤양성 염증을 잘 발생시킨다. 쉽게 말해서 살이 잘 썩는 것이다. 따라서 결막염, 비염, 중이염, 구내염, 편도선염, 질염, 요도염, 장염, 위염 등이 나타난다. 또한 남아 있는 습기가 작용하여 몸과 머리가 무겁고, 소변이 시원치 않으며, 관절이 붓고 아프다.

습성 열체질과 같이 짜증이 많이 나타난다.

㉚ 건조체질

• 건조체질의 진단

보통 양력 8월 22일부터 10월 21일 사이인 가을에 태어난 사람들에게 많다.

• 건조체질의 주요특성과 증상

건조한 특성이 중심이다. 따라서 건조한 증상이 주로 나타난다.

온도는 적당하므로 한열의 문제보다 기혈의 문제가 중요하고 혈허증이 주요증상이 된다. 따라서 점막의 분비물이 적어져 뻑뻑해지고, 변비, 비듬, 각질, 건선, 피부의 갈라짐, 안구건조증, 매핵기(역류성 식도염), 과민성대장증후군, 심계정충, 천식, 근육긴장, 동통, 불면, 위궤양, 속쓰림, 현기증, 생리량 감소 등의 증상이 잘 나타난다. 또한 근육이 뻣뻣해지고 통증이 잘 발생하며 감기에 걸려도 몸살감기에 잘 걸린다. 입맛은 좋으나 조금만 먹어도 더부룩할 수 있고 생리량 감소, 빈혈, 수면장애, 변비, 건조증, 피부소양증 등이 나타난다.

㉔ 냉성 건조체질

• 냉성 건조체질의 진단

보통 양력 10월 22일부터 11월 6일 사이인 늦가을에 태어난 사람들이 많다.

• 냉성 건조체질의 주요특성과 증상

건조한 특성이 중심이면서 약간의 냉한 특성이 섞인다. 따라서 건조한 증상에 찬 증상이 일부 섞여 나타난다.

건조한 증상을 간단히 살펴보면 혈액과 진액의 부족으로 점막의 분비물이 적어져 뻑뻑해지고, 변비, 비듬, 각질, 건선, 피부의 갈라짐, 안구건조증, 매핵기(역류성 식도염), 과민성대장증후군, 심계정충, 천식, 근육긴장, 동통, 불면, 위궤양, 속쓰림, 현기증, 생리량 감소, 등의 증상이 나타난다.

찬 증상을 간단히 살펴보면 추위를 많이 타고, 손발과 아랫배가 차고, 관절과 근육이 아프고 근육경련이 잘 나타나고, 몸살감기, 두통감기, 복통, 설사가 잘 오고, 혈허증상인 불면, 변비, 구화증이 나타난다. 또한 얼굴로 열이 오르고 우울한 경향이 강하다.

㉔ 건조성 냉체질

• 건조성 냉체질의 진단

보통 양력 11월 7일부터 11월 21일 사이인 초겨울에 태어난 사람들이 많다.

• 건조성 냉체질의 주요특성과 증상

냉한 특성을 중심으로 약간의 건조한 특성이 섞인다. 따라서 냉한 증상에 건조한 증상이 일부 섞여 나타난다.

냉한 증상을 간단히 살펴보면 추위를 많이 타고, 손발과 아랫배가 차고, 관절과 근육이 아프고 근육경련이 잘 나타나고, 몸살감기, 두통감기, 복통, 설사가 잘 온다.

건조한 증상을 간단히 살펴보면 혈액과 진액의 부족으로 점막의 분비물이 적어져 뻑뻑해지고 변비, 비듬, 각질, 건선, 피부의 갈라짐, 안구건조증, 매핵기(역류성 식도염), 과민성대장증후군, 심계정충, 천식, 근육긴장, 동통, 불면, 위궤양, 속쓰림, 현기증, 생리량 감소 등의 증상이 잘 나타난다.

㉔ 냉체질

•냉체질의 진단

보통 양력 11월 22일부터 1월 20일 사이인 겨울에 태어난 사람들이 많다.

•냉체질의 주요특성과 증상

냉한 특성이 중심이다. 따라서 찬 증상이 주로 나타난다.

찬 증상을 간단히 살펴보면 추위를 많이 타고, 손발과 아랫배가 차고, 관절과 근육이 아프고 근육경련이 잘 나타나고, 몸살감기, 두통감기, 복통, 설사가 나타난다. 추워지면 수분이 응결하여 대기가 건조해지므로 건조증이 나타난다. 하부의 한냉이 오래 지속되면 상부의 열이 하부로 내려오지 못하므로 상열하한의 증상이 나타나며, 상부에 열증이 동반되기도 한다. 간혹 상부에 열증이 강해지면 그것만 생각하고 열체질로 오해하는 경우도 있다. 또한 통증이 잘 나타나고, 입맛은 좋으나 조금만 먹어도 더부룩하고, 생리량이 감소하고, 빈혈, 수면장애, 변비, 건조증, 피부소양증 등이 잘 나타난다.

㈜ 무력성 냉체질

• 무력성 냉체질의 진단

보통 양력 1월 21일부터 2월 4일 사이인 늦겨울에 태어난 사람들이 많다.

• 무력성 냉체질의 주요특성과 증상

냉한 특성을 중심으로 약간의 기운 없는 특성이 섞인다. 따라서 찬 증상에 기운 없는 증상이 일부 섞여 나타난다.

찬 증상을 간단히 살펴보면 추위를 많이 타고, 손발과 아랫배가 차고, 관절과 근육이 아프고 근육경련이 잘 나타나고, 몸살감기, 두통감기, 복통, 설사가 잘 오고, 혈허증상인 불면, 변비, 구화증(식욕은 좋은데 먹으면 소화가 안 되는 증상)이 나타난다.

기운 없는 증상을 간단히 살펴보면 무기력하고, 느려지고, 졸리고, 눕기를 좋아하고 어지럽고, 하품을 하고, 뻐근하고, 소화가 안 되고, 설사가 나타난다.

이 시기는 얼었던 피부가 열리고 미생물이 증식하는 시기이므로 감염질환(감기)이 잘 나타나고 피로감을 잘 느낀다.

chapter 02

한의학적 해독 이해하기

한의학적 해독은 크게 두 가지 방법으로 이루어진다. 첫째는 유입을 차단하는 '건강관리'이고, 둘째는 '대사를 촉진시켜주는 한약'을 이용하는 해독이다.

'대사를 촉진해주는 한약'은 두 가지다. 대사력의 바탕이 되는 '에너지를 보충해주는 한약'과 직접적으로 '배출력을 높여주는 한약'이다. 대사가 촉진되어, 면역력이 강화되고 대사활동이 늘어나고 체질 문제가 보완되면, 독소의 유입과 발생이 억제된다.

1. 해독의 과정

한의학의 질병치료과정은 진찰, 병의 원인 규명, 병의 특성을 규명, 치료법 찾기, 처방 찾기의 순서로 이루어진다.

해독하는 과정도 일반적인 질병치료의 과정과 같다. 질병의 원인이 되는 독소를 파악하는 '진찰의 과정'과, 나타나는 증상들을 관찰하여 치료의 줄기를 잡는 '변증의 과정'과, 그 특성에 맞는 치료법를 정하는 '처방의 과정'을 거친다. 따라서 현재 인체에서 작용하고 있는 독소의 특성을 파악하고 그 특성을 따라서 가장 효율적인 해독법을 찾아내고 처방하는 것이다.

2. 팔법과 해독법 이해하기

(1) 한의학의 치료법인 팔법

팔법은 모든 치료방법을 크게 여덟 가지로 분류한 것이다. 따라서 해독법도 또한 크게 여덟 가지로 분류할 수 있다.

팔법은 여덟 가지 치료법으로써, '한토하화청온보소'를 일컫는다. 요즘말로 풀어보면 '한'은 피부로 배출하기, '토'는 위로 배출하기, '하'는 아래로 배출하기, '화'는 중화시키기, '청'은 열 내리기, '온'은 열 올리기, '보'는 영양소 보충하기, '소'는 제거하기다. 세상엔 다양한 해독법들이 나와 있지만 근본적으로 보면 이는 모두 팔법에 속한다.

팔법은 크게 세 가지로 나뉜다. 급하게 독소를 배출하는 방법인 '한토하화', 온도를 비롯한 대사의 균형을 맞추어 주는 방법인 '청온', 들어오고 나가는 영양의 균형을 맞추어 주는 '보소'다.

한토하화는 빠르게 독소를 배출하는 방법이다. 독소는 처음부터 들어오지 않는 것이 좋지만 이미 소화기나 피부로 들어왔을 경우에는 흡수되지 않도록 하는 것이 좋다. 따라서 들어오는 즉시 토하거나 설사하거나 땀내는 것이 좋다. 그렇게 되면 인체 내로 흡수되기 전에 배출할 수 있기 때문이다. 참고로 인체 내부는 산소가 들어가지 않는 세포조직이 기준이므로 식도, 위, 장은 산소가 들어 가므로 내부가 아닌 외부가 된다. 흡수된 이후에는 호흡, 땀, 소변, 대변, 피부탈락 순으로 배출된다.

청온은 체온을 적절하게 유지하는 것을 의미하지만, 크게 보면 인체 내 모든 조절기능을 대표하는 것으로 볼 수 있다. 따라서 청온은 대사과정에서 서로 적절하게 균형을 맞추어 주고 대사효율을 최대화하는 것이다.

보소는 영양이 들어오는 양과 대사되어 나가는 양이 균형을 이루는 걸 말한다. 적당히 유입되어 대사되고 대사된 영양인 노폐물이 적당하게 배출되어 조화를 이루는 것이다. 다시 말해 영양이 부족해서 대사에 문제가 오면 영양을 보충하고, 영양이 대사된 노폐물이 빠져나가지 못하고 정체되어 대사에 문제가 오면 섭취를 줄이고 노폐물을 배출하는 방식으로써 영양이 들어오고 나가는 과정을 조화롭게 해준다.

생일을 알면 해독이 보인다

(2) 여덟 가지 해독법

팔법과 관련되는 해독법들과 독소들을 연결 지어 살펴본다.

㉮ 피부로 배출하기

한법인 피부로 배출하기는 피부의 구멍을 확장하여, 땀과 휘발성물질과 지방의 배출을 촉진하는 것이다. 피부로 배출하기는 호흡하기를 포함한다. 피부를 여는 것과 호흡을 잘하도록 하는 것이 같기 때문이다.

호흡은 수분증발과 산소호흡의 주요통로가 된다. 따라서 활성산소를 포함한 기화성 독소와 수용성 독소를 배출하는 주요통로역할을 하며, 지방친화성 독소의 일부를 배출한다. 이처럼 피부로 배출하기의 치료효과는 호흡하기의 치료효과와 연계되고 있다.

피부로 배출하기는 피부와 기관지로 들어오는 미생물과 오염물을 초기에 차단하고 배출하는 역할을 하므로, 미생물독, 오염물독, 노폐물독을 해독한다.

•피부로 배출하기를 위한 건강관리

㉠ 사우나, 찜질, 반신욕을 이용하고 운동을 한다.

㉡ 따뜻한 생강차, 깻잎차, 계피차를 마신다.

발산력을 도와주는 한약을 처방한다.

㉯ 위로 배출하기

토법인 위로 배출하기는 식도와 위장에 들어온 해로운 물질을 다시 입 밖으로 배출하는 것이다. 섭취한 음식물과 위의 분비물로 이루어진 것을 토함으로써 영양성 독소, 수용성 독소, 분비물 독소를 배출한다. 따라서 영양독, 오염물독, 부패독, 담음독을 해독한다.

소화기의 노폐물을 배출시킬 경우에, 위장의 분문부에 가까우면 위로 배출하기를 이용하고 유문부에 가까우면 아래로 배출하기를 이용한다. 만성적일 때는 위장의 소화기능을 촉진하여 치료하기도 한다.

또한 콧물, 눈물, 침의 분비의 활성화도 위로 배출하기에 포함된다. 위 점액의 배출과 비강을 비롯한 기관지 점액의 배출은 같은 작용을 하기 때문이다. 한의학적으로는 이것이 매우 중요하다. 폐포, 모세기관지, 기관지에 유입된 독소는 기관지 분비물에 섞여 비강을 통해 외부로 배출되고, 식도와 위 주변에 유입된 독소는 식도와 위 분비물에 섞여 구강을 통해 외부로 배출된다. 이강(귀)의 분비물의 작용도 같다. 눈물과 콧물도 눈과 코로 유입된 독소를 빠르게 배출시키는 해독의 과정에 속한다.

㉠ 과음하였거나 과식하여 속이 불편할 경우에는 우유를 충분히
마신 후에 목구멍을 자극하여 술과 음식을 토해낸다. 만약 술과
음식물이 나오지 않더라도 여러 번 구역질을 하는 것만으로도 기
화성 독소들이 배출되어 한결 속이 편해진다. 그러니 평소에 불
편한 속을 달래주거나 위장의 활동력을 높이고자 할 때는 여러
번의 구역질이 도움이 될 수 있다.

㉡ 비강을 세척해주면 비강 점액의 배출을 도와주므로 위로 배출하
기에 도움이 된다.

㉢ 생강, 마늘, 파, 양파 등을 먹거나 차로 마시면 위, 비강, 구강,
눈의 점액 분비가 촉진되므로 위로 배출하기에 도움이 된다.

코와 입과 위의 분비선을 자극하는 한약과 구토 효과가 있는 한약
을 처방한다.

㉾ 아래로 배설하기

하법인 아래로 배설하기는 대장 안의 음식물을 비롯한 모든 물질을
대변으로 배출하는 것이다. 흡수되지 않고 쌓여 있는 섬유소와 섬유
소에 흡착된 독소들과 지방친화성 독소들, 그리고 대사되고 난 후의

노폐물이 쌓인 것과 부패한 음식물을 배출하는 것이다. 따라서 영양독과 노폐물독과 부패균독을 해독한다. 이는 장액을 분비할 때 섞여 나오고 장액과 함께 배출되는 독소들을 포함한다.

또한 소변으로 수용성 노폐물을 배출하는 것을 포함한다.

• 아래로 배설하기를 위한 건강관리

㉠ 변비를 없애는 것이 가장 중요하다. 대변의 배출력을 높이기 위해서는 현미와 야채, 과일, 해초류를 많이 섭취하고 수분을 충분히 섭취하는 것이 좋고, 유익균 배양을 위해 장을 따뜻하게 하고 발효식품을 먹는 것이 좋다. 또한 찬 음료와 찬 음식을 섭취하기보다는 따뜻한 음식을 섭취하도록 해야 한다. 그 밖에도 장의 운동력을 높이기 위해 복식호흡을 하고 적당한 운동을 한다.

㉡ 식물성 기름과 견과류를 섭취한다.

㉢ 소변의 배출력을 높이기 위해서 물이나 연하게 우려낸 녹차, 홍차, 옥수수수염차, 차전자차를 충분히 마시는 것이 좋다. 이때 물은 정수한 물이 좋다. 또한 쉽게 흥분하지 않고 마음이 안정되도록 하며 몸속에 열이 발생하여 땀을 흘리지 않도록 돕는다.

• 아래로 배설하기를 위한 간단한 치료법

㉠ 대변을 통한 배설활동을 촉진시키는 한약을 처방하면서 설사 효과가 있는 한약을 적절하게 보충한다.

생일을 알면 해독이 보인다

ⓛ 소변을 통한 배설활동을 촉진시키는 한약을 처방한다.

대변과 소변을 함께 처방하는 것을 피하고 중요한 쪽을 잘 판단하여 한쪽으로 집중하여 처방하는 것이 좋다.

㉣ 중화시키기

화법인 중화시키기는 배출이 용이하지 않은 부위에 독소가 있어 땀을 낼 수도 없고 토할 수도 없고 설사도 불가한 상황에서 이용한다. 따라서 배출 대신 그 부위의 독성을 중화시키는 것이다. 또한 나쁜 물질을 좋은 물질로 전환하는 것이다. 물질은 변화하기 마련이고 다른 물질로 변화하는 순간 본래의 물질은 없어진다. 즉 나쁜 물질을 대사하여 좋은 물질로 변화시키면 굳이 배출시키지 않아도 결국 독소는 사라지는 것이다. 이때는 체온을 안정시키고 스트레스를 이완시켜 면역력을 높이는 방법을 사용한다. 높아진 면역력은 독성물질을 분해하여 해독해 주며 보통 스트레스독과 열독을 해독한다.

따라서 조절능력을 길러주고 신경을 안정시키는 조절약을 처방한다.

• 중화시키기를 위한 건강관리

먼저 신경이 안정되고 면역력이 강화되어야 한다. 따라서 명상, 요가, 복식호흡, 취미생활로 마음을 안정시키고 휴식과 수면을 충분히 취해야 하며, 야채와 과일, 해초류를 섭취하여 비타민, 미네랄, 효소를 충분히 공급해야 한다. 또한 반신욕, 사우나, 찜질, 운동을 이용하여 냉증을 제거하고 몸을 따뜻하게 하고 혈액순환을 촉진해야 한다.

•중화시키기를 위한 간단한 치료법

신경을 안정시키고 수면을 개선하는 한약과 면역력을 강화하는 보약을 처방한다. 특히 담음독을 해독하는 한약을 처방한다.

ⓜ **열내리기**

체온이 안정된다는 것은 몸의 적절한 대사활동의 표현이다. 여기서 적절한 대사활동이란 가장 효율적인 대사활동을 의미한다. 과잉되어도 문제가 발생하고 부족해도 문제가 발생하기 때문이다.

청법인 열내리기는 높아진 체온을 내려서 안정시키거나, 일부에 몰려 있는 열을 풀어 전신으로 퍼지게 해주는 것이다. 열을 내리고 전체적으로 안정되는 것이므로 열로 인한 독작용을 해독한다.

•열내리기를 위한 건강관리

ⓝ 정신적인 흥분을 피하고 육체적 활동을 줄인다. 복식호흡을 하고 명상이나 산책, 정적인 취미활동을 한다. 가벼운 반신욕도 좋으며 실내온도는 시원하게 유지하는 것이 좋다.

ⓞ 열을 내리고 소변을 잘 보기 위해서는 결명자차, 녹차, 국화차,

옥수수수염차가 좋다.

열을 내려주는 청열약과 이뇨약을 처방한다.

㉫ 열올리기

온법인 열올리기는 낮아진 체온을 올려서 안정시키거나, 일부에 몰려 있는 냉기를 풀어주는 것이다. 열을 올리는 것이므로 냉기의 독작용을 해독한다.

•열올리기를 위한 건강관리

㉠ 운동, 사우나, 찜질, 반신욕이 좋다. 또한 실내온도를 따뜻하게 하고 따뜻한 음식을 먹고 얼음물이나 찬 음료를 마시지 않는다.

㉡ 생강차, 계피차, 수정과, 마늘 달인 물과 양파 달인 물을 마신다.

•열올리기를 위한 간단한 치료법

열을 올려주는 보양약과 발산약을 처방한다.

㈐ 보충하기

보법인 보충하기는 에너지 저하로 인한 세포들의 활동부족을 회복시키기 위해서 에너지를 보충해주는 것이다. 이는 대사부족독을 해독한다. 이때는 세포들의 활동이 줄어들어 상대적으로 남게 되는 영양이 만들어내는 영양독, 소화기능의 부족으로 인한 부패균독, 배설기능의 부족으로 인한 노폐물독, 기운이 없을 때 가중되는 피로와 스트레스로 인한 피로독과 스트레스독의 발생이 증가한다. 따라서 에너지 보충하기는 영양독, 부패균독, 노폐물독, 피로독, 스트레스독을 해독한다.

다시 말해 에너지가 부족하면 세포가 건강하더라도 제 기능을 못하게 된다. 세포가 병든 것과 같은 현상이 일어나는 것이다. 그러나 이 것은 정말 병이 난 것이 아니라 일을 하는 데 지장을 준다는 의미다. 따라서 에너지만 보충하면 모든 것이 해결된다.

• 보충하기를 위한 건강관리

㉠ 에너지 보충하기는 대사를 촉진하는 바탕을 마련하는 것으로 비타민, 미네랄, 효소를 중심으로 영양소를 고르게 섭취해야 한다. 또한 영양소가 인체에서 잘 대사되어야 하므로 안정된 마음과 적당한 체온, 충분한 휴식과 수면이 필요하다.

㉡ 과일즙과 야채즙을 마시고 발효식품을 먹는 것이 좋다. 마음을

안정시키는 허브차를 마시는 것도 좋다.

• 보충하기를 위한 간단한 치료법

에너지를 보충해주는 보기약과 수면을 촉진하고 흥분을 안정시키는 생일안심탕을 처방한다.

㉔ 제거하기

소법인 제거하기는 천천히 분해시키고 배설시켜 독소를 제거한다. 다시 말해 독소가 서서히 대사되어 사라지는 것이다. 예를 들면 얼음을 없애는 것과 같다. 서서히 녹여 없애는 것이다.

제거하는 수단으로 한토하화, 즉 땀내기, 위로 배출하기, 아래로 배출하기, 중화시키기를 모두 이용할 수 있다. 다른 점은 한토하화는 빠르게 독소를 배출시키는 것이고, 제거하기는 면역력과 일상적인 대사를 이용하여 서서히 배출시키는 것이다.

또한 나쁜 물질을 좋은 물질로 전환하는 것과, 모여 있어 농도가 높은 것을 퍼지게 하여 농도를 낮추는 방법으로 독성을 제거하는 것을 포함한다.

제거하기는 영양독, 오염물독, 미생물독, 부패균독, 스트레스독을 해독한다.

소화대사, 면역대사, 활동대사, 수면대사, 배설대사를 촉진하기 위해 전체적인 활동력을 강화해야 한다. 따라서 적당히 활동하고 적당히 쉬고 잠자는 것이 중요하다. 전체적인 생활을 잘 지속하면서 몸의 상태를 최상으로 유지하는 것이다.

소화와 배설의 대사를 촉진하는 소화순환촉진제를 처방한다. 한의학에서는 독소가 장기간 머무르는 것을 여섯 가지 울증으로 표현하고 응결된 독소를 풀어주는 것으로 해독한다. 독소를 풀어헤쳐 중화시키거나 배출시키는 것이다. 따라서 순환을 촉진하는 한약의 처방이 중요하다.

(3) 여덟 가지 해독법의 비교

땀내기, 위로 배출하기, 아래로 배출하기, 중화시키기는 독소를 빨리 제거하는 해독법이다.

이들은 모두 응급질환을 비롯한 급한 증상의 치료에 이용한다. 가능한 한 빨리 배출시켜야 하므로, 독소의 위치를 파악하여 외부로 가장 가깝게 배출되는 해독법을 이용한다. 피부에 있으면 피부로 배출하고 소화기의 위쪽에 가까우면 위로 배출한다. 아래쪽에 가까우면 아래로 배출하고 정중앙에 있으면 배출이 어려우므로 중화시킨다. 중앙은 위치를 의미하기도 하지만 배출하기 어려운 독소를 의미하기도 한다. 배출하기 어려운 독소는 중화시킬 수밖에 없다.

보충하기, 제거하기는 만성병에 사용하는 해독법이다. 또한 대사장애를 치료하는 해독법이기도 하다. 대사장애의 원인이 에너지 부족인 경우에는 보충하기를 이용하고, 배출장애로 나쁜 물질이 과다하게 많이 쌓여 있는 경우에는 제거하기를 이용한다.

열올리기, 열내리기는 체온을 안정화시키는 치료법으로써 급성과 만성을 비롯해 모든 질병의 해독법에 기본으로 이용한다. 질병을 치료하거나 건강을 유지하기 위해서는 적당한 체온을 유지하는 것이 제일 중요하다. 한의학을 온도의학이라고 부르는 것도 적당한 온도의 유지를 최우선으로 하기 때문이다. 따라서 적당온도를 맞추는 것과 그 온도가 전체적으로 골고루 퍼지게 하는 것은 모든 치료법의 기본이라 할 수 있다.
또한 냉독, 열독을 해독하는 것은 가장 광범위한 해독법이고, 가장 우선적이고 중요한 해독법이다.

여덟 가지 해독법인 팔법이 쉽고 간단해 보일 수도 있겠지만 이를 진정으로 이해하고 잘 이용하는 것은 무엇보다 중요하다. 건강을 회복하기 위해서는 우선 근본적인 큰 틀부터 바로 잡아야 하기 때문이다.

예를 들어 조화가 깨져서 이상체온이 되면 이상체온 하나로 인해서 수많은 질병이 발생하고 결국 죽음에까지 이르게 된다. 반대로 온도 하나만을 바로 잡으면 수많은 질병이 치료되고 건강을 유지할 수 있다. 이처럼 한의학은 한 부분을 치료하는 것이 아니라 깨어진 전체의 조화를 회복시켜 주는 방법으로 질병을 치료한다. 조화가 인체의 본질이고 조화를 회복시키는 것이 바른 치료법이기 때문이다.

3. 해독 시 주의할 점

해독요법도 개인의 체질적 특성과 그때의 건강상태에 따라서 효과나 부작용, 그리고 잘 맞는 해독법이 달라진다. 따라서 가장 적당한 해독법을 그때의 상황에 맞추어 선택하여 치료하고, 중간에 상황이 바뀌면 그때의 상황에 맞추어 다시 가장 적당한 해독법을 선택하여 치료해 나가는 것이 임상에서 이루어지는 가장 이상적인 해독법이다.

임상에서 이루어지는 해독법은 각각의 해독법마다 특성과 장단점이 있다. 그러므로 환자의 특성에 따라 혹은 그 상황의 건강상태에 따라 사용할 수 없는 해독법과 가장 효율적인 해독법이 존재하게 된다. 이러한 이유로 그때그때의 건강상태와 상황에 맞추어 가장 효율적인 해독법을 선택하여 점진적으로 치료해 나가는 것이 임상에서 이루어지는 실재적인 해독법이 되는 것이다. 이 장에서는 4가지 해독법의 주의점에 대해 살펴본다.

(1) 땀을 뺄 때의 주의할 점

땀을 뺄 때에는 항상 인간의 체온 정도의 온도에서 천천히 온도를 높여가야 한다. 만약 천천히 온도를 높이면서 땀빼기를 실시할 경우, 몸에 불편함이 없고 편안하고 개운한 느낌이 들면 땀빼기가 체질에 맞는 것이다. 하지만 오히려 몸이 힘들어지고 답답해지면 땀빼기가 체질에 맞지 않거나 땀빼기의 방법이 잘못된 것이다.

땀빼기는 체질에 따라 사람을 허약하게 만들 수 있으며, 심장을 약하게 만들 수도 있다. 땀을 내기 위해서는 심장의 박동이 늘어나야 하는데 자칫 이것이 심장을 피곤하게 하고 심장에 무리를 줄 수도 있다. 따라서 심장이 약하거나 체력이 약한 경우에는 땀빼기의 해독법을 이용하는 것을 조심해야 한다. 보통 기운이 없거나 심장이 약한 사람에게는 이용하기 어려운 해독법이다.

(2) 먹기의 주의할 점

체질적으로 나에게 맞는 음식인지 아닌지를 알아보는 방법으로는 두 가지가 있다. 첫째는 입맛이다. 나에게 필요한 것을 인체는 입맛을 통하여 요구한다. 그때그때의 입맛에 맞게 먹는 것이 나에게 필요한 것을 섭취하는 방법이다. 둘째는 입 냄새다. 나에게 맞는 음식을 먹으면 입 냄새가 없거나 있더라도 약간 있으며, 나에게 맞지 않는 음식을 먹으면 입에서 냄새가 많이 나거나 고약한 냄새가 난다.

(3) 대변으로 배설하기의 주의할 점

대변으로 해독을 하기 위하여 생야채를 많이 먹을 때 소화장애가 오거나 배가 아프거나 설사가 난다면 생야채가 맞지 않는 것이므로 소화기능을 강화하고 아랫배를 따뜻하게 해주는 배려가 필요하다.

또한 식이섬유의 과다섭취는 소화력이 약하거나 소화기에 질병이 있는 경우 소화장애를 악화시킬 수 있다. 따라서 소화력에 문제가 있거나 에너지가 부족한 경우에는 삼가야 할 해독법이다.

유산균은 일차적으로 보면 장내 세균의 문제를 해결하는 좋은 방법이 될 수 있다. 그러나 장내 세균이 부족해지는 실질적인 이유는 세균 자체에 있지 않고 장내 환경에서 유발되는 경우가 많다. 대표적인 것이 복부의 심부온도다. 복부의 심부온도가 정상화되면 장내 세균의 정상화는 저절로 이루어지게 된다. 장내 세균의 회복을 위해서는 배를 따뜻하게 해주는 것이 우선적인 방법이 될 수 있다.

(4) 소변으로 배설하기의 주의할 점

물 많이 마시기는 소변으로 독소를 배출하는 것이다. 하지만 소화력이 나쁘거나, 장의 흡수기능이 약하거나, 냉증이 있는 경우에는 이 방법을 지양하는 것이 좋다. 또한 소변으로 배설하기 위하여 물을 많이 마실 때 아랫배가 아프거나 배가 더부룩하고 소화에 장애가 온다면, 수분의 과잉일 수 있으니 오히려 수분공급을 차단하는 것이 좋다.

물을 많이 마시면 늘어난 수분과 독소가 신장으로 몰리는 현상은 신장을 피곤하게 만들 수도 있다. 다시 말해, 독소를 피부로 배출하지 않고 소변으로 배출하면, 피부로는 독소가 가지 않고 신장으로 독소가 많이 가게 되므로, 상대적으로 신장이 피로할 것이다. 신장이 약하다면 피부나 대변으로의 배출을 늘려야 한다.

이렇듯 각각의 해독법은 여러 가지 장단점들을 지니고 있다. 따라서 일률적으로 해독법을 이용하기에는 약간의 어려움이 따른다.

또 한 가지, 임상에서 해독을 효과적으로 하기 위해서 추가되어야 할 부분이 있다. 바로 잠자기와 에너지 충전하기다. 그러므로 현대 한의학에서 실재적으로 치료법으로 이용되는 해독법에는 땀빼기, 먹기, 잠자기, 배설하기, 따뜻하게 하기, 에너지 충전하기의 방법이 있다. 각각의 방법에는 특징과 단점이 수반되므로, 환자의 특성과 상황에 따라서 효과적인 해독법을 차례대로 이용하여 치료 효과를 극대화해야 한다.

chapter 03

질병 이해하기

독소가 일정수준 이상으로 쌓이면 질병이 발생한다. 다만 독소가 주요 원인일 수도 있고 다른 원인을 도와 질병을 발생시킬 수도 있다. 대부분의 경우, 질병의 발생은 여러 가지 원인이 함께 작용한다. 동시에 여러 가지 원인이 작용하면서, 여러 단계의 시간적인 원인들이 함께 작용한다. 다시 말해서 공간적인 동시에 시간상으로 수많은 원인이 모여 함께 병을 만들어 가는 것이다.

다음은 여러 가지 원인이 동시에 작용하는 과정을 살펴본다.

음식을 먹고 체했을 때의 경우를 보자. 이때 원인은 여러 가지로 들 수 있다.

음식을 급하게 먹었거나, 불규칙하게 먹었거나, 많이 먹었거나, 질 나쁜 음식을 먹었거나, 평소 위기능이 약하거나, 기분이 나쁜 상태에서 먹었거나, 차게 먹었거나 등등이다. 잘 살펴보면 더 많은 원인을 찾을 수도 있다. 이러한 많은 원인이 모여 동시에 작용할 수 있다.

이번에는 여러 시간적인 단계의 원인들이 작용하는 것을 살펴본다.

평소 위기능이 약한 경우를 예로 들어 선행원인을 차근차근 짚어본다. 먼저 위가 약한 것은 기운이 없어서 나타날 수 있다. 또 기운이 없는 것은 일을 많이 해서 나타날 수 있다.

이렇듯, 한꺼번에 여러 가지 원인이 함께 작용하는 것과 동시에 시간상으로 여러 단계의 선행 원인이 작용하여 하나의 질병을 만들어내는 것이다. 또한 질병 자체도, 여러 가지 질병이 동시에 함께 나타날 수 있다.

따라서 한의학은 만성적인 질병을 치료할 때, 일반적으로 하나의 원인을 찾아내고 그 원인을 제거하는 치료만 하는 것이 아니다. 많은 경우 장애가 발생한 생명활동을 다시 정상적으로 회복시키는 것에 치료의 목표를 둔다. 다만, 질병의 원인이 명확한 감염이나 중독질환, 출혈, 외상 등에 해당하는 경우에는 가능한 한 빠르게 원인을 제거하는 치료를 한다.

독소가 질병을 발생시키는 것도 이와 같다. 여러 가지 독소가 함께 작용하고 차례대로 작용하여 질병을 발생시킨다. 해독을 잘하기 위해서는 이러한 질병 발생을 잘 이해하고 복잡하게 작용하는 여러 독소를 파악해야 한다. 또한 생명활동을 정상화시키는 방법과 원인이 되는 독소를 제거하는 방법을 적절히 이용한다.

chapter 04

생명활동 이해하기

독소는 인체와의 반응이다. 독소를 이해하고 해독을 진행하기 위해서는 독소 뿐만 아니라 인체의 생명활동을 이해해야 한다. 따라서 생명활동에 대하여 설명한다.

1. 인체

우리 몸의 주체는 60조 개의 세포다. 또한 이 세포들은 20배나 많은 미생물의 도움을 받으면서 공존한다. 이 세포들과 미생물이 주체가 되어 서로 협력하고 조화를 이루어 생명활동을 이어가는 것이다. 따라서 사람은 세포들과 미생물들의 공동체라고 할 수 있다.

세포는 태어나고 활동하고 죽어야 한다. 이러한 정상적인 활동에 문제가 발생하면 그것 자체가 독소가 된다.

2. 대사

자연의 영양과 미생물이 사람의 영양과 미생물로 순간순간 들어오고 나가므로 자연의 생명현상과 사람의 생명현상은 서로 밀접하게 연결되어 있으며, 서로 하나라고 볼 수 있다. 영양물질과 미생물이 태양에너지에 의하여 변화하는 것이 자연이라면, 들어온 영양을 이용하여 세포들이 대사하는 활동이 사람이다.

인체활동은 모든 것이 중요하고, 하나의 기능이라도 부족해지면 전체적인 활동에 문제가 발생한다. 따라서 세포 하나하나의 활동이 모두 다 중요하며, 생명활동의 중심이 된다.

인체의 대사과정에서 세포의 활동은 한의학의 승강에 해당하며, 이 승강을 더 자세히 표현한 것이 수승화강이다. 따라서 사람을 '영양이 출입하는 과정 속에서 세포들이 영양을 이용하여 수승화강하는 존재'라고 표현할 수 있다. 다시 말해서 세포(세포도 일종의 미생물)들이 영양을 출입시키면서죽고 살고 들어오고 나가는 활동을 반복하는 것이 사람의 생명현상인 것이다.

조금 더 자세히 살펴보면, 사람은 자연으로부터 공기와 물과 음식을 받아들여서 혈액과 세포를 만들고, 열과 에너지를 생산하여 활동하고, 대변, 소변, 피부로 대사산물을 배출하면서 생명활동을 유지해 나간다. 한의학적으로 설명하면 공기인 기와, 물과 영양으로 이루어진 오미를 받아들여 오장육부와 피육맥근골(피부, 살, 혈관, 근육, 뼈)을 만들고, 열과 에너지를 생산하여 승강운동하고, 경락으로 균형을 형성하여 승강운동을 구석구석 전하면서 생명을 이어가는 것이다.

낮에 육체적 활동을 하여 음식물과 산소를 섭취하고 이 음식물과 산소가 혈액에 에너지원을 공급한다. 이 혈액의 에너지원을 이용하여 세포가 활동하는데 활용하고 남는 찌꺼기는 다시 혈액과 임파선으로 내보낸다. 그리고 이 찌꺼기를 다시 땀, 대변, 소변으로 배출한다.

이 과정에서 출입은 혈액에 산소와 영양분을 공급하는 과정이라고 볼 수 있고, 승강은 혈액을 사용하는 세포의 활동이라고 볼 수 있다. 산소와 영양이 혈액 속으로 들어오는 과정이 잘 '먹는' 과정에 해당하고, 노폐물이 혈액을 통하여 배출되는 과정이 잘 '싸는' 과정이 되며, 혈액에서 얻는 영양으로 세포가 대사하는 과정이 잘 '자고' 잘 '순환'하고 잘 '활동'하는 과정에 해당한다.

이러한 활동이 생명활동의 근본이 되므로, 독소가 유입되고 발생하고 배출되고 해독되는 것도 모두 이러한 생명활동의 과정 속에서 이루어진다고 볼 수 있다.

chapter 05

질문과 대답

1. 독소의 종류와 관련한 질문

Q. 음식독에 대하여 구체적으로 설명해주세요.

A. 음식독(영양독)은 음식이 독이라는 것이 아니라 과다한 음식이 결과적으로 독작용을 한다는 것입니다.

Q. 약독을 자극물이라고 했는데, 현실에 맞게 설명해주세요.

A. 약독은 화학합성약품을 이야기하는 것으로, 영양물질로 이루어진 것이 아니므로 대사의 주체가 되지 못하고 단지 인체대사를 자극하여 대사를 촉진하는 역할을 하는 것입니다. 따라서 자극물이라고 합니다.

2. 승강출입에서 나타나는 독소들과 관련한 질문

Q. 수승화강과 금원사대가의 관계에 대하여 질문하셨습니다.

A. 수승화강은 승강입니다. 승강의 중심엔 심장이 있습니다. 심장이 승강의 중심이 되고 오장육부의 중심이 되고 인체의 중심이 됩니다. 그래서 심장을 군주지관 이라고 했습니다. 오장육부의 임금이라는 뜻입니다. 이 심장이 건강하면 승강이 잘 이루어지고, 심장이 병이 나면 승강이 이루어지지 않습니다. 따라서 이 심장을 건강하게 하는 방법이 중요하게 되었고 그 방법이 크게 네 가지가 있다는 것입니다. 이 네 가지 방법이 금원사대가와 밀접한 관계가 있습니다. 그 네 가지를 살펴보면 소화기를 튼튼하게 하여 심장을 건강하게 하는 방법, 신장의 안정시키는 기능을 강화하여 심장을 건강하게 하는 방법, 혈액량을 늘려 심장을 건강하게 하는 방법, 아랫배를 따뜻하게 하여 심장을 건강하게 하는 방법이 있습니다.

Q. 어혈독은 왜 밤에 발생하느냐는 질문이 있었습니다.

A. 혈액의 주요성분은 낮에 흡수한 영양을 이용하여 수면 중에 만들어지며, 혈액을 해독하는 활동도 주로 수면 중에 이루어집니다. 따라서 영양독, 오염독이 유입되어 혈액을 탁하게 만들어 어혈독을 발생시키기도 하지만, 혈액의 주요 생리성분의 생산과

탁한 피를 맑게 해주는 활동이 부족해져 어혈독을 발생시킵니다. 이러한 활동이 주로 수면 중에 이루어지므로, 어혈독 역시 주로 수면 중에 발생하게 되는 것입니다. 또한 밤에는 육체적 활동을 금하고 잠을 자야 합니다. 사람이 밤에 육체적 활동을 한다는 자체가 탁한 피를 맑게 해주는 활동을 방해하여 어혈독을 만드는 원인이 됩니다.

Q. 담음을 요즘말로 쉽게 설명해달라고 하였습니다.

A. 담음은 혈액이 세포에서 대사되어 생산하는 분비액에 문제가 온 것을 말하는 것입니다. 분비선에서 분비액이 정상적으로 분비되고 기능한다면 진액이라는 생리물질로 활동합니다. 하지만 분비액의 질이나 양에 문제가 발생하면 질병의 원인이 되는 담음이 되는 것입니다.

예를 들어 위액이 잘 분비되면 위벽을 보호해주는 생리적 기능을 하지만 위액의 양과 질에 문제가 발생하면 위벽에 질병을 일으키는 원인이 되고 따라서 담음으로 작용합니다. 담음은 비강의 점액, 구강의 점액, 위점액, 장점액, 눈물, 콧물, 침, 여자 분의 냉대하 등 다양합니다.

3. 체질의학과 체질독에 관련한 질문

Q. 상한론에서 금원사대가로 발전하고 금원사대가에서 체질의학으로 발전하였다고 설명하였는데, 상한론의 출입과 금원사대가의 승강과 체질의학의 승강출입을 비교하여 설명해주세요.

A. 상한론의 출입은 인체경계면에서 일어나는 면역활동을 약독으로 자극하여 미생물독을 치료하는 것이고, 금원사대가의 승강은 전문영양물질인 보약으로 인체생리대사를 촉진하여 증상을 치료하는 것이며, 체질의학의 승강출입은 생명활동의 항상성을 유지하기 위하여 승강출입을 하는 모든 활동을 중심으로 문제점을 회복시켜 질병을 치료하는 것입니다. 상한론과 금원사대가는 증상의 제거를 중심으로 생각하는 것이고, 체질의학은 증상보다 생명활동의 정상화를 중심으로 생각하는 것입니다.

Q. 부교감신경 우위는 기허증이고 교감신경 우위는 혈허증이라고 하였는데, 그 이유를 설명해주세요.

A. 부교감신경이 우위가 되면 활동이 줄어들고 무기력하며 곧잘 누우려 하고, 많이 먹고, 잠도 많이 자려고 하고, 배설활동이 늘어납니다. 이러한 증상들은 한의학적으로 기허증에 해당합니다.
교감신경이 우위가 되면 긴장하고 흥분하며, 잘 먹지 않고, 잠을 자지 않고, 배설활동이 줄어듭니다. 이러한 증상들은 한의학적으로 혈허증에 해당합니다.

Q. 생활습관이 잘못되면 체질독으로 작용한다고 하였는데, 잘못된
생활습관이 더 해로운가요? 잘못된 음식이 더 해로운가요?

A. 인체는 음식을 이용하여 생명활동을 유지해 나갑니다. 따라서
잘못된 의복, 기거, 육체와 정신활동의 생활습관보다 잘못된 음
식의 지속적인 섭취가 더욱 해롭습니다. 또한, 음식보다 잘못된
약물의 투여가 더욱 해롭습니다.

4. 병의 원인 속에서 나타나는 독소들에 대한 질문

Q. 사고를 당했을 때 한의원 치료를 하면 좋을까요?

A. 사고를 당했을 때 응급을 요하는 일차적인 치료는 응급실에서
치료를 받아야 합니다. 따라서 사고를 당했을 때는 응급실로 먼
저 가는 것이 적절한 것입니다. 나중에 응급처치가 끝나고 상처
가 안정이 된 후에는 이차적인 후유증을 치료하거나 예방하는
치료를 한의원에서 할 수 있습니다.

이차적인 후유증은 대부분 어혈독입니다. 어혈을 풀어주는 한
약으로 치료하고 어혈이 몰려있는 부분을 침, 부항, 물리치료로
치료합니다.

Q. 야간에 육체활동을 과도하게 하여 나타나는 피로는 방로상이라고 하였습니다. 보통 방로상에는 쌍화차가 좋다고 하는데요. 야간에 활동하여 생기는 피로에 쌍화차가 좋을까요?

A. 보통 방로상에 쌍화차를 마신다고 합니다. 또한 근육피로에 쌍화차를 마시면 좋다고 합니다. 낮에 하는 육체적 활동은 에너지를 소모하는 경향이 있지만 밤에 하는 육체적 활동은 재생활동을 방해합니다. 따라서 밤에 하는 육체적 활동은 기운을 부족하게 하는 것보다 조직을 손상하는 측면이 강합니다.

따라서 재생활동의 바탕이 되는 혈액의 구성성분을 보충하고, 모세혈관의 혈액량을 늘려주는 쌍화차는 야간의 육체 활동으로 인한 피로에 좋습니다.

Q. 야간에 일을 합니다. 눈이 피로하고 충혈되고 아픈데, 여기에 좋은 음식을 알고 싶어요.

A. 현대시대는 생활습관이 잘못되어 발생하는 질병이 많습니다. 특이 많이 먹거나 질이 나쁜 음식을 불규칙하게 먹어서 발생하는 질병이 많습니다. 따라서 좋은 음식으로만 적게 규칙적으로 먹는 것으로도 많은 질병이 호전되는 경우가 많이 있습니다. 하지만 음식은 약이 아닙니다. 병을 치료하는 것은 약이지 음식이 아닙니다.

음식으로 모든 병을 치료하려고 노력하는 것은 질병치료의 시기를 놓치거나 이차적인 질병을 발생시킬 위험이 있습니다. 따라서 질병의 치료는 한약으로 하고, 이와 함께 음식섭취의 문제를 바로잡아 한약의 치료 효과를 높이는 것이 좋습니다. 더구나 음식은 자신의 몸에 좋다고 생각하는 특정 음식만을 집중적으로 먹기보다는, 질이 좋은 음식들을 적당한 양으로 꼭꼭 씹어서 규칙적으로 먹는 것이 더욱 좋습니다.

따라서 눈이 피로하고 충혈되고 아프면, 일단 한약으로 먼저 치료하는 것이 좋습니다.

5. 진찰(진단) 시에 나타나는 독소들에 대한 질문

Q. 미생물독은 냉독입니까? 열독입니까?

A. 미생물독은 냉독도 열독도 아닙니다. 단지 발생시키는 증상들에 따라서 냉증을 일으키면 냉독으로 진단하고, 열증을 일으키면 열독으로 진단하는 것입니다. 내 몸의 반응이 기준입니다.

미생물독은 병을 일으키는 원인물질이고, 한독, 열독은 몸에서 반응하는 증상들의 특성을 나타내는 것입니다. 따라서 미생물독이 한증을 일으키면 한독이 되고 열증을 일으키면 열독이 됩니다.

Q. 한의학에 응급질환이 있다고 하였는데, 한의학적인 바이털사인이 있나요?

A. 한의학적인 바이털사인이 있습니다. 생명현상의 중심은 승강출입이라고 했습니다. 급격하게 승강출입의 생명활동에 장애가 온다면 생명은 위험해집니다. 따라서 생명활동의 중심인 먹고 자고 배설하고 호흡하는 것을 한의학적 바이털사인으로 삼을 수 있습니다. 갑자기 못 먹거나 못 자거나 배설하지 못하거나 호흡하지 못하면 빨리 이 문제부터 해결해주어야 합니다.

6. 허약증으로 인해 발생하는 독소들에 대한 질문

Q. 노화독에 대하여 자세히 설명해주세요.

A. 노화현상을 촉진하는 모든 독소를 이야기합니다. 간단하게 프리라디칼이나 활성산소로 표현하기도 합니다. 대표적인 노화독이 프리라디칼인 활성산소이기 때문입니다. 하지만 노화독은 일정한 독소를 이야기하는 것이라기보다는, 노화를 촉진하는 모든 독소와 노화현상에 동반되어 나타나는 모든 독소를 말하는 것입니다.

노화되면 영양의 소비가 줄어들게 되므로 영양독이 늘어나고, 해독능력이 줄어들게 되므로 오염독이 늘어나고, 생리기능이 저하되므로 피로독의 발생이 늘어나고, 체질적인 취약 부분이 더욱 약해지게 되므로 체질독이 늘어납니다. 따라서 영양독, 오염독, 피로독, 체질독 등을 노화독이라 할 수 있습니다.

Q. 체질독과 허약증으로 인해 발생하는 독소는 어떤 차이가 있나요?

A. 체질독은 약하게 타고난 부분을 관리하지 못하여 발생하는 독소들이고, 허약증으로 인해 발생하는 독소는 생활을 잘못하여서 나타나는 에너지부족 때문에 발생하는 독소입니다. 둘 다 약해진 기능 때문에 발생하는 것입니다. 다시 말해서, 체질독은 타고난 허약한 부분으로 인해 발생하는 것이고, 허약증으로 인해 발생하는 독소는 잘못된 생활이 지속되어 만들어지는 허약한 부분으로 인해 발생하는 것입니다.

Q. 허증으로 인하여 발생하는 독소를 해독하기 위해서 가장 먼저 해야 할 것은 무엇인가요?

A. 환자 스스로 하는 방법 중에 제일 먼저 해야 할 일은 잠을 충분히 푹 자는 것입니다. 잠을 충분히 푹 자는 것이 에너지를 제일 많이 보충하기 때문입니다. 여기에 더하여 질 좋은 음식을 야채 위주로 하여, 소식하고 꼭꼭 씹어 먹어야 합니다. 또한 충분히 휴식을 취해야 합니다.

생일을 알면 해독이 보인다

7. 담음 어혈 수습의 독소에 대한 질문

Q. 어혈은 혈관의 상태로 진단한다고 하였습니다. 그 이유를 알고 싶습니다.

A. 혈액은 혈관 안에 있으므로 외부에서 혈액을 직접 관찰할 수 없습니다. 또한 혈관도 대부분 외부에서 관찰할 수 없습니다. 다만 일부분의 정맥과 모세혈관이 외부에서 관찰됩니다. 따라서 혈액의 상태를 외부에서 알 방법은, 외부로 노출되는 혈관을 이용하여 관찰하는 간접적인 방법밖에는 없습니다. 따라서 혈관이 팽창되어 나타나는 정맥류나 입술에서 나타나는 모세혈관과 피부에서 나타나는 출혈반응으로 혈액의 상태를 진단합니다. 모세혈관이 더 파랗게 되거나, 정맥류가 더 많이 나타나거나, 출혈반응이 더 많이 나타나면 혈액의 상태가 더 나빠진 것으로 이해하고, 어혈이 더 많아진 것으로 진단합니다.

Q. 담음보다 어혈이 더 강한 독소하고 하였습니다. 그 이유를 알고 싶어요.

A. 담음은 분비세포의 기능에 문제가 있어서 분비액에 이상이 나타난 것입니다. 어혈이 심해지면 세포로 유입되는 혈액의 양이 부족해져서 세포의 기능 자체가 되지 못하게 됩니다. 세포들이 괴사하기도 하는 것이 모두 어혈의 문제입니다. 따라서 담음의

독소보다 어혈의 독소가 더욱 강하고 무섭습니다.

Q. 수습의 문제가 발생한 것은 어떻게 알 수 있으며, 그 대표적인 증상과 치료법을 알고 싶어요.

A. 수습의 문제가 있으면 붓고 몸이 무겁고 피곤합니다. 더구나 수습은 공기 중의 습도와 많은 관련이 있습니다. 공기 중의 습도가 높아지는 비가 오는 날이나 궂은 날에는 증상이 더욱 심해집니다. 궂은 날만 되면 몸이 더욱 무거워지고 관절이 뻣뻣해지면 수습독이 많다고 진단할 수 있습니다.

대표적인 증상은 관절에 문제가 오고 몸이 무겁고 피곤한 증상입니다. 땀과 소변으로의 수분배출을 촉진하여 치료합니다.

8. 스트레스독에 관한 질문

Q. 스트레스독의 해독법이 사랑이라고 하였습니다. 그 이유를 설명해주세요.

A. 마음의 병에 있어서 마음의 상처가 주된 원인이라고 하였습니다. 그 상처를 치료하기 위해서 자꾸 상처를 들추는 것은 치료효과가 작다고 합니다. 기본적으로 상처는 되돌아보기가 싫기 때문입니다. 오히려 다른 사람을 사랑하고 배려하는 따뜻한 마음을 기르다 보면 자기 자신을 사랑하고 배려하는 자존감이 늘

어나고, 그 자존감이 한순간 아픈 상처를 털어내게 됩니다. 사랑이 스트레스독인 상처를 털어내 주면, 마음으로 인한 질병이 치료되는 것입니다. 또한 건강해진 마음은 작은 스트레스독들을 잘 해독하므로 스트레스독으로 인한 질병의 발생을 예방할 수 있습니다.

Q. 스트레스독의 해독을 위해서 모든 해독법을 이용한다고 하였습니다. 간단하게 해독하는 방법이 있을까요?

A. 스트레스독을 간단하게 기화성 독소로 분류하기도 합니다. 정신신경작용은 인체작용 중에서 가장 미세한 작용이므로, 독소도 가장 미세하다고 보고 호흡으로 배출되는 독소로 분류합니다. 운동을 하거나 등산을 하거나 깊은 복식호흡을 하거나 명상을 하면, 호흡을 통한 휘발성 독소의 배출이 증가합니다. 이때 불편한 마음이 아주 편해지고 상쾌한 느낌이 증가합니다. 따라서 간단한 스트레스독의 해독법은 호흡을 크고 깊게 하는 것입니다.

Q. 스트레스독이 제일 무섭다고 하였습니다. 그 이유는 무엇입니까?

A. 스트레스독이 쌓이면 사람은 흥분하고 긴장합니다. 사람이 흥분하고 긴장하면 자율신경과 호르몬의 조절기능이 약해지고, 혈액이 심장과 근육 쪽으로 몰리면서 내장과 피부 쪽은 부족해

집니다. 또한 모세혈관의 혈액 역시 부족해집니다. 따라서 인체의 균형이 깨지고 내장과 모세혈관의 혈액이 부족해져 세포들에게 혈액이 공급되지 못하고 인체의 생리활동에 문제가 발생하게 됩니다. 이러한 상태가 오래가면 대사장애질병이 발생하게 되고 건강이 심각하게 나빠지게 됩니다.

9. 어혈독과 관련한 질문

Q. 어혈독의 증상들 중에 각종 통증질환이 있었습니다. 통증의 원인이 어혈이라는 뜻인가요?

A. 통증은 통각수용기 주변의 통증유발물질의 증가가 원인입니다. 보통 이 물질은 혈관이 수축하였거나 혈액순환장애가 발생했을 때, 혈관을 확장하고 혈액순환을 개선하기 위하여 분비됩니다. 염증이나 조직의 손상 시에도 통증유발물질이 분비되지만, 많은 경우 염증이나 조직의 손상 없이도 통증이 발생하므로, 통증의 주요 원인은 혈액순환장애로 볼 수 있고 혈액순환장애는 한의학적으로 어혈독으로 이해할 수 있으므로, 통증의 원인을 어혈로 볼 수 있겠습니다.

Q. 수면장애가 어혈독을 만든다고 하였는데, 수면장애를 개선하면 어혈독이 없어지나요?

A. 수면시간은 스트레스 해소, 내부면역활동과 해독, 재생과 에너지충전의 시간입니다. 따라서 수면장애는 혈액 성분의 생성에 문제를 일으키고 혈액의 해독에 문제를 일으켜, 그 결과로 혈액의 질에 문제가 발생합니다. 따라서 어혈독이 발생하고 증가하는 것입니다. 그러나 충분한 수면을 취하면 반대로 어혈독이 줄어듭니다.

Q. 집에서 습부항을 자주 합니다. 그동안 습부항을 할 때 피의 상태를 중요하게 살폈는데, 선생님은 혈액의 상태보다 모세혈관의 울혈상태를 더욱 중요하게 살핀다고 설명하였는데요. 그 이유를 알고 싶어요.

A. 보통 가정에서 습부항을 하고 나서 부항컵에 들어 있는 피가 검은색을 띠거나 뭉친 것을 보고, 혈액의 상태가 나쁘다고 판단하고 습부항을 잘했다고 판단하고 있습니다. 하지만 혈액이 출혈하여 산소와 만나면 응고되고 검은빛으로 변하는 것은 어찌 보면 당연합니다. 따라서 출혈하여 나온 혈액의 색과 응고 여부가 인체 안의 혈액의 상태를 대변하기는 어렵습니다. 오히려 부항컵을 붙였던 자리의 모세혈관에서 나타나는 울혈의 양과 색의 변화가, 혈액의 상태를 대변합니다. 부항컵이 붙었던 자리가 살색

그대로 있느냐, 빨갛게 변하느냐, 아니면 검게 변하느냐가 혈액의 상태를 대변해주는 것입니다. 그 색이 검을수록 어혈독이 많다고 판단하게 됩니다.

10. 치료법인 팔법에서 나타나는 독소들과 관련한 질문

Q. 영양소 보충하기의 보법과 제거하기인 소법의 차이점을 다시 한 번 설명해주세요.

A. 에너지가 부족한 상태에서 독소가 많은 것은 독소의 발생원인이 에너지의 부족에 있는 것입니다. 독소가 많다는 사실이 중요한 것이 아니고, 에너지가 부족하다는 사실이 중요한 것입니다. 에너지를 보충하면 자동으로 해독되는 것입니다.

하지만 에너지가 부족하지 않은 상태에서 독소가 많은 것은 독소의 급작스런 유입으로 해독능력을 초과하여 독소가 발생한 것입니다. 이때는 해독과정의 부분부분을 촉진하여 독소의 제거활동을 늘리는 것이 중요합니다.

따라서 보법은 영양소 보충에 중점을 두고, 소법은 독소의 배출에 중점을 두는 것이 차이점입니다.

Q. '중화시키기'의 화법에 대하여 자세히 알고 싶어요.

A. 화법인 중화시키기는 급성병의 치료법입니다. 급성병은 주로 미

생물독으로 발생합니다. 따라서 미생물을 빠르게 배출하는 것이 치료의 중심이라고 할 수 있습니다. 화법을 사용하는 경우에는 미생물이 딱 중간에 위치하여 땀을 낼 수도 없고 토할 수도 없고 설사도 불가능합니다. 따라서 체온을 안정시키고 약간의 발산을 이용하여 기혈의 흐름을 향상시키고 신경을 안정시키는 처방을 사용합니다. 이러한 치료는 면역력을 상승시키는 치료와 비슷합니다. 따라서 면역력을 상승시켜 인체내부에서 해독 살균하는 것입니다. 소법인 제거하기의 원리와도 비슷합니다. 어찌 보면 급성병의 소법이라고 할 수 있겠습니다.

Q. 한의학의 치료는 체온의 안정화를 가장 우선한다고 하였습니다. 자세히 설명해주세요.

A. 한의학은 온도의학입니다. 체온의 안정이 한의학의 출발이며 가장 기본이 됩니다. 따라서 한의학의 치료법에서도 당연히 체온의 안정화가 우선이며, 모든 한약처방에도 체온을 안정시키는 한약이 기본적으로 들어 있습니다. 다만, 체온에 문제가 없는 상황에서는 체온을 안정화하는 치료와 한약의 처방을 생략할 수 있습니다.

11. 외부에서 유입되는 독소와 관련한 질문

Q. 현대인에게 기생충의 문제가 있다는 것이 낯섭니다. 자세히 설명해주세요.

A. 육안으로 식별되는 기생충의 문제는 많이 해결한 것이 맞습니다. 따라서 육안으로 식별되는 기생충을 말하는 것이 아니라, 육안으론 식별이 어렵고 현미경으로 식별이 가능한 미세기생충인 원충의 문제를 말하는 것입니다.

무리한 다이어트나 편식, 피로, 수면장애 등으로 면역력이 약해졌을 때 기생충이 유입되어 기생하는 것으로, 영양부족을 더욱 가중시키고 면역력을 더욱 저하해 많은 질병을 일으키며, 난치병들의 원인으로 작용할 수도 있습니다. 질병의 치료가 잘 안될 때는 한 번쯤 원충을 중심으로 정밀한 기생충검사를 받는 것이 좋습니다.

Q. 방사능전자파와 심리적·육체적 스트레스를 같이 파동형 독소로 분류하였습니다. 그 이유를 알고 싶습니다.

A. 방사능전자파와 스트레스를 함께 파동형 독소로 분류한 이유는 모두 파동과 같은 방식으로 인체에 영향을 미치기 때문입니다. 이것들은 순간적으로 전신에 충격을 주는 독소들입니다. 이러한 충격이 누적되면 세포의 기능과 인체의 조절기능에 이상

생일을 알면 해독이 보인다

이 발생하여 질병의 원인이 됩니다.

Q 사람은 입맛으로 영양의 불균형을 해결한다고 하였습니다. 그렇다면 입맛대로 먹으면 되는 건가요? 좀 더 자세히 알고 싶습니다.

A 건강하다는 조건과 첨가물로 맛을 내지 않는다는 조건이 충족되면, 입맛대로 먹는 것이 좋습니다. 건강하지 않으면 입맛이 왜곡됩니다. 질병으로 인한 스트레스가 자극적인 입맛을 원하기 때문입니다. 또한 식품첨가물로 맛을 내면 맛이 음식에 의하여 나타나지 않고 첨가물에 의해서 나타나므로, 입맛이 원하는 영양이 아닌 다른 영양을 먹게 됩니다. 따라서 입맛이 원하는 영양을 보충하지 못하게 됩니다.

다시 말해서, 건강하다는 조건과 첨가물로 맛을 내지 않은 음식을 먹는다는 조건에서는 입맛대로 먹는 것이 원칙입니다.

12. 인체 내에서 발생하는 독소와 관련한 질문

Q 나이가 들수록 잠잘 때 소변을 보려고 자주 일어난다는 설명이 있었습니다. 다시 한 번 더 설명해 주세요.

A 나이가 들수록 재생되는 세포보다 파괴되는 세포수가 많아서 파괴된 세포의 찌꺼기가 대사되어 소변으로 배출되는 양이 늘어나기 때문입니다. 잠을 잘 때, 인체는 생각하고 움직이고 소화시

키는 모든 에너지를 낡은 조직을 파괴하고 새로운 조직을 재생 시키는 수리복구작업에 투입합니다. 따라서 노화는 수용성 독소를 증가시키며, 나이가 들수록 잠잘 때 소변을 보러 자주 일어나게 되는 것입니다.

Q. 지방친화성 독소인 중성지방의 축적이 고혈압과 당뇨의 원인이 되는 이유를 알고 싶습니다.

A. 중성지방의 축적은 고지혈증의 원인이 됩니다. 고지혈증이 되면 혈관벽에 지방이 쌓여서 혈관의 통로가 작아져서 혈액순환에 장애가 일어나고, 모세혈관에서의 혈관투과성이 줄어들어 대사장애가 일어납니다. 혈액순환장애와 대사장애가 고혈압과 당뇨병을 일으킵니다.

Q. 현대에 와서 생활방식의 변화에 따라 인체 내에서 발생하는 독소의 축적이 늘어나고 있다고 하였습니다. 그 이유를 간단히 설명해주세요.

A. 현대사회는 복잡한 구조를 띠어 인간의 정신적 활동은 많아지고 야간활동이 늘어났습니다. 그리고 상대적으로는 노동과 육체 활동이 급격하게 감소하였습니다. 따라서 정신적·육체적 스트레스가 늘어나 산화적 스트레스는 늘고 야간활동이 늘어나게 되어 휴식과 충전과 재생을 담당하는 활동이 억제되고, 노동과

육체 활동이 급격히 감소하여 호흡과 순환의 생리활동이 많이 줄어들게 되었습니다. 따라서 독소의 발생은 늘고, 해독의 활동과 호흡기와 피부로의 독소배출이 줄어들어 기화성 독소를 비롯한 인체 내에서 발생하는 독소의 축적이 늘어나고 있습니다.

13. 활성산소, 식이섬유, 자율신경과 관련한 질문

Q. 활성산소를 줄이는 간단한 방법을 설명해주세요.

A. 가능한 잘 자고 잘 쉬고 몸과 마음을 편안하게 하여 스트레스를 줄이는 것이 좋습니다. 또한 유해미네랄(중금속)의 유입이 활성산소를 증가시키므로, 유해미네랄의 유입을 차단하고, 유해미네랄의 해독에 도움이 되는 한약과 필수미네랄을 충분히 섭취하고, 항산화의 효과를 지니고 있는 한약과 파이토캐미칼과 비타민 영양소를 자연식품에서 섭취해 줍니다.

Q. 식이섬유의 섭취에 있어서 주의해야 할 점을 설명해 주세요.

A. 특히 제품으로된 식이섬유를 섭취할 때 물을 충분히 마시지 않으면 대변이 매우 단단해져 배출이 어려워 질 수 있으므로, 충분한 수분섭취가 필요합니다. 또한 식이섬유가 칼슘, 아연, 철분 등의 중요한 무기질을 흡착시켜 대변으로 배출시키기 때문에 영양이 부족한 상태에서는 식이섬유섭취를 줄이는 것이 좋고, 식

이섬유를 일부러 많이 섭취하지 않는 것이 좋습니다.

에너지가 부족하여 피로가 심하고 무력하거나 소화기의 기능이
너무 약한 경우에는 식이섬유 섭취에 조심해야 합니다. 식이섬
유를 섭취하면 무기력한 몸과 위장이 식이섬유를 소화과정에서
감당하지 못할 수 있으며, 식이섬유가 배출되면서 에너지를 더
욱 소모할 수 있기 때문입니다.

Q. 가슴이 두근거리고 열이 오르고 땀이 나는 자율신경실조증 증
상이 있습니다. 가정에서 틈틈이 반신욕을 하면 도움이 될까요?

A. 열이 오르고 발이 찰 때는 족욕과 반신욕을 하면 좋습니다. 족
욕과 반신욕은 위로 쏠리는 열기를 아래로 내리는 효과가 있습
니다. 증상이 심하면 심할수록 욕심을 내지 마시고, 약하게 자
주 하시는 편이 좋습니다. 심하면 처음엔 족욕을 위주로 하다가
증상이 조금 개선되면 반신욕으로 넘어가는 것이 좋습니다.

만약 기운이 좋으면 땀이 날 정도로 하는 것이 좋고, 기운이 약
하면 땀이 날 정도로 하는 것은 피하는 것이 좋습니다.

14. 해독을 위한 올바른 식사법에 대한 질문

Q. 심장이 튼튼해야 위장이 튼튼해진다고 하였습니다. 그 이유를
자세히 설명해주세요.

Ⓐ 심장이 튼튼하다는 것은 일반적으로 심장 자체의 기능이 튼튼하다는 것을 의미하지만, 또한 마음이 편하다는 의미도 포함하고 있습니다. 여기에서는 심장 자체의 기능이 튼튼하다는 의미만을 가지고 설명하겠습니다.

심장이 튼튼하다는 것은 혈액순환이 잘 된다는 뜻입니다. 혈액순환이 잘 된다는 것은 소화기에 혈액이 잘 공급된다는 것을 의미합니다. 소화가 잘되려면 소화기 근육의 연동운동이 잘 이루어져야 하고 소화액이 잘 분비되어야 합니다. 다시 말해서 근육세포와 분비세포에 혈액이 충분히 공급되어 세포들의 기능이 충분히 발휘되어야 합니다. 따라서 심장이 튼튼하여 소화기의 세포들에게 혈액이 충분히 공급되면 소화력이 높아지는 것입니다.

Ⓠ 소화가 덜 된 단백질이 알레르기의 원인이 된다고 하였습니다. 그 이유를 설명해주세요.

Ⓐ 바이러스나 박테리아는 단백질로 이루어져 있습니다. 단백질이 충분히 소화되어 아미노산상태로 유입되면 면역세포들이 바이러스나 박테리아로 착각하지 않겠지만, 만약에 단백질이 충분히 소화되지 못한 상태로 유입되면 면역세포들이 단백질을 바이러스나 박테리아로 착각할 가능성이 생기게 되어 면역세포들이 민감해져 알레르기를 유발할 가능성 또한 발생하게 되는 것입니다.

Q. 피곤하거나 기운이 없을 때는 보통 부족한 에너지를 보충하기 위해서 더욱 식사에 신경을 쓰게 됩니다. 그런데 이와 반대로 설명하였습니다. 그 이유를 알고 싶습니다.

피곤하다는 것은 에너지가 부족하다는 것입니다. 에너지는 영양에서 나오지만, 음식은 영양이 아니며, 음식이 영양으로 바뀌는 과정에서 오히려 에너지의 소모가 일어납니다. 다시 말해 음식을 섭취하여 자원으로 이용하기까지는 에너지가 보충되는 것이 아니라 오히려 소비가 이루어지는 것이므로, 질병이 있거나 피곤하여 에너지가 부족할 때 음식을 섭취하는 것은 에너지를 보충하는 것이 아니라 에너지를 더욱 소모할 수 있습니다. 따라서 피곤하거나 기운이 없을 때는 쉬거나 충분한 수면을 취하여 에너지를 충전하는 것을 우선으로 해야 합니다. 필요한 영양은 이미 우리 안에 잉여영양소로 존재하기 때문입니다.

15. 신경증과 불면 화병에 대한 질문

Q. 화병이 자율신경실조증이나 일반적인 스트레스 질환과 구별되는 점은 무엇인가요?

A. 화병은 심장 즉 마음에서 비롯되는 병입니다. 따라서 분노와 같은 감정과 연관이 되고, 이러한 감정을 풀지 못하고 쌓아두는 시기가 있으며 화의 양상으로 폭발하는 증상이 있는 병입니다.

특히, 화병은 일시적인 스트레스 반응이 아니어서 병의 원인을 알고 있음에도 어쩔 수 없는 상황 때문에 참고 참으며 오랫동안 병을 키우는 과정을 되풀이하게 됩니다. 그러므로 자신의 병이 무엇 때문에 발생하였는지를 잘 알고 있다는 점과 위로 상승하는 화의 성질에서 비롯하여 분노가 폭발한다는 점이 중요한 특징이라고 하겠습니다.

Q. 숨겨진 상처를 찾아내고 그 상처를 보듬어서 치료하려는 방식인 직접적인 원인제거의 방법보다는, 포괄적으로 자존감을 높여주기 위한 배려와 사랑을 주는 간접적인 방법이 더 중요하다고 하였습니다. 그 이유를 알고 싶습니다.

A. 상처를 찾아내는 직접적인 방법은 그 발견과정에서 강한 저항에 부딪히게 됩니다. 숨겨진 정신적 상처를 찾으려 하면 할수록, 더욱더 강하게 숨기려 하기 때문입니다. 따라서 스트레스의 조절능력을 향상시키는, 자존감을 높이는 방법을 이용하면, 첫째로 높아진 자존감이 스트레스에 대한 조절능력을 강화하고, 둘째로 높아진 조절능력이 정신적 상처에 대한 거부감을 약화시켜 저절로 상처를 드러내게 되며 상처를 해소하게 됩니다. 이러한 간접적인 방법은 치료에 대한 저항도 없고 다른 정신적 건강도 향상시키므로 직접적인 방법보다 훨씬 더 좋을 수가 있습니다.

Q. 피곤하고 기운이 없으면 잠을 잘 잘 것 같습니다. 그런데 오히려 불면증의 원인 중에 기운이 없는 것이 있었습니다. 그 이유를 알고 싶습니다.

A. 평상시에 기운이 부족하지 않은 상태에서 일시적으로 피곤해지거나 체질적으로 기운이 부족하지 않은 사람이 피곤해지면, 그 피로가 수면에 도움을 줄 수도 있습니다. 하지만 기운이 부족한 상태가 오래 누적되거나, 체질적으로 기운이 부족한 사람이 피곤해지면 오히려 수면을 방해하는 경우가 많습니다. 따라서 불면증의 원인에 기허증이 있는 것이며, 수면을 촉진하는 한약 중에 기운을 보하는 약인 육군자탕, 귀비탕 등이 포함되는 것입니다. 에너지가 너무 부족하면 바닥에 몸이 눌리는 것도 불편해 지고 순한장애로 인해 뻣뻣한 느낌이 생기므로 불면증을 유발하게 됩니다.

16. 피부질환과 관련한 질문

Q. 아토피는 주로 어릴 때 나타난다고 하였습니다. 그 이유를 알고 싶습니다.

A. 어릴 때는 폐와 간, 신장 같은 기관들이 성숙하게 발달하지 못합니다. 폐와 간, 신장 같은 기관들이 성숙하지 못하게 되면 외부에서 유입되거나 몸 안에서 발생한 독소들을 충분하게 분해·

242 생일을 알면 해독이 보인다

배설하지 못하게 됩니다. 이때 배설되지 못한 독소들이 가장 큰 해독기관이라 할 수 있는 피부로 모여 배출되는 과정에서, 바로 아토피 같은 피부증상들이 나타나게 됩니다.

Q. 육식을 끊으면 노인냄새가 없어진다고 하였습니다. 그 이유를 알고 싶습니다.

A. 육식을 즐기는 사람이나 비만인 사람은 피지에 지방성분이 많습니다. 이 경우 피지의 지방성분인 불포화지방산이 산소를 흡수하여 산화되어 피부에 유해한 물질인 과산화지질이 되면, 노네날이라는 이른바 독특한 노인냄새를 풍기게 됩니다. 따라서 육식을 끊으면 피지의 지방성분이 줄어들어 노인냄새도 없어지거나 줄어들게 됩니다.

Q. 성장기의 어린이나 임산부는 충분한 영양을 공급해주어야 한다고 하였습니다. 그렇다면 성장기의 어린이나 임산부는 해독요법을 이용할 수 없는 건가요?

A. 성장기의 어린이나 임산부도 해독을 할 수 있습니다. 다만 충분한 영양공급이 필요한 시기이므로 영양공급의 측면을 배려해야 합니다. 또한 영양을 줄이는 방법을 이용할 때는 해독기간을 길게 하지 않고 가능한 한 짧게 하는 것입니다. 특히, 식이섬유나 효소, 비타민, 미네랄의 부영양소를 이용한 해독법을 위주로 해

야 합니다. 따라서 영양의 양을 줄이기보다는 영양의 균형을 맞추고 해로운 음식의 섭취를 줄이는 방법을 이용해야 합니다.

17. 비만과 관련한 질문

Q. 식욕과 식탐을 구분하는 것이 비만치료의 출발이라고 하였습니다. 식탐을 다시 한 번 설명해 주세요.

A. 식욕은 정상적인 생리현상이고, 식탐은 비정상적인 병리현상입니다. 비만치료는 병리현상을 바로잡아 건강해지는 과정입니다. 따라서 식욕은 치료의 대상이 아니며, 식탐이 치료의 대상이 되는 것입니다. 공복일 때만 먹고 싶다가 적당히 먹으면 없어지는 것이 식욕이고, 공복이 아닌데도 먹고 싶고 간식과 군것질을 유발하며 적당히 먹었는데도 더 먹고 싶어 과식과 폭식을 유발하는 것이 바로 식탐입니다. 이 식탐을 정확히 구분하고 식탐에 집중하여 치료하고 관리하는 것이 비만치료의 출발이라고 볼 수 있습니다.

Q. 체중은 다리를 움직인다고 해서 다리 살이 빠지는 것은 아니라고 하였습니다. 그 이유를 알고 싶습니다.

A. 인체는 중요하지 않은 부위에 있는 지방부터 빠지는 경향을 지니고 있습니다. 다시 말해 신체는 빼고 싶어 하는 의도와 활동

과는 상관없이 정해진 순서에 의해 축적된 지방을 연소시키는 경향이 있다는 것입니다. 따라서 다리를 움직인다고 해서 다리 살이 빠지는 것은 아닙니다. 특히 여성의 경우, 복부지방이 중요하므로 제일 늦게 빠지게 되는 것이고, 따라서 복부지방을 제거하기가 더욱 어렵게 됩니다.

Q. 비만치료법에 경추를 치료하는 방법이 있었습니다. 그 이유를 알고 싶습니다.

A. 경추에 문제가 있으면 음식을 씹기가 어려워집니다. 경추에 문제가 있으면 턱관절이 약해지기 때문입니다. 따라서 음식을 잘 씹을 수가 없게 됩니다. 음식을 잘 씹지 못하면 과일과 야채를 먹기 어려워지고, 부드러운 고칼로리의 음식을 자주 먹게 됩니다. 따라서 고열량을 쉽게 섭취하게 됩니다.

또한 턱관절의 운동이 뇌순환을 촉진하고 스트레스를 풀어주므로, 턱관절이 약해지면 스트레스가 가중되어 비만에 빠지기 쉬워집니다. 그러므로 비만 치료 시 경추나 턱관절에 문제가 있을 때는 우선적으로 치료해주어야 합니다.

18. 통증과 관련한 질문

Q. 통증과 그 해독법에 대하여 많은 질문을 하였습니다. 그중에 이

러한 질문이 있었습니다. 통증의 치료과정에서 새로운 통증이 나타난다고 설명하였습니다. 그 이유를 설명해 주세요.

A. 치료되는 과정에서 새로운 통증이 유발될 수 있습니다. 어떤 근육에 통증이 있다면 그 근육을 사용하는 운동은 어려워집니다. 따라서 그 근육을 포함하여 다른 여러 근육이 협동하여 만들어 내는 운동도 어려워지므로, 어떤 근육에 통증이 나타나면 관련된 근육까지 사용하지 않게 됩니다. 이러한 상황이 오래가면 관련 근육들이 약해지게 됩니다.

나중에 통증이 치료되어 근육통증이 없어지면 다시 그 근육을 이용하는 운동을 할 것입니다. 이때 약해진 관련 근육들도 활동을 시작하게 됩니다. 약해진 근육이 다시 정상화될 때까지는 적응하는 시간이 필요합니다. 이 적응하는 시간에 일시적으로 약해진 근육에 통증이 나타날 수 있습니다.

Q. 골든타임을 중심으로 충분한 수면을 취하면, 헬스장에 다니면서 몸을 단련하는 효과와 다이어트효과, 근육이 생기는 효과를 기대할 수도 있다고 하였습니다. 그 이유를 알고 싶습니다.

A. 밤 10시부터 새벽 2시까지의 골든타임을 중심으로 충분하고 깊은 수면을 취하면, 여성호르몬과 남성호르몬, 그리고 성장호르몬의 생성이 잘 됩니다. 이들 호르몬이 생성되면 단백동화작용이 일어나 뼈를 단단하게 하고, 근육을 다부지게 해줍니다. 다

생일을 알면 해독이 보인다

시 말해 잠을 자면서도 근육을 단련시키는 것입니다. 따라서 골든타임을 중심으로 충분한 수면이 이루어진다면 헬스장에 다니면서 몸을 단련하는 효과와 다이어트 효과, 근육이 생기는 효과를 기대할 수 있게 되는 것입니다.

Q. 실증성통증과 허증성통증의 분류가 이해하기 어렵습니다. 쉽게 설명해 주세요.

A. 허증과 실증을 구분할 때 통증의 증상을 기준으로 이용하기도 하지만, 주로 인체의 건강상태를 기준으로 이용합니다.

실증성통증은 대사에너지와 면역력이 약하지 않아, 대사와 면역활동이 활발하게 일어나는 상태에서 나타나는 통증입니다. 이때는 통증이 강하고 통증부위가 뚜렷하며 열을 동반하는 경향이 많습니다.

허증성통증은 대사에너지가 부족하고 면역력이 약하여, 대사와 면역활동이 활발하지 못합니다. 따라서 통증도 약한 편이고 나타났다 사라지기를 반복합니다. 통증부위도 또렷하지 않고, 열도 동반하지 않는 경향이 있습니다.

19. 혈압, 당뇨, 암과 관련한 질문

Q. 대사장애질환의 원인이 흥분상태의 지속이라고 하였습니다. 그

과정을 알고 싶습니다.

A. 사람이 흥분하면 심장박동이 빨라지고, 호흡이 거칠어지고, 동공이 커지고, 골격근에 힘이 들어가고, 감각이 예민해집니다. 또한 체온과 혈압과 혈당의 수치가 올라가고, 소화기능과 배설기능은 정지하며 휴식이 불가능해지고, 수면에 장애가 오고, 혈액순환이 잘 안 됩니다. 이러한 상태가 지속이 되면 면역과 해독, 재생을 담당하는 내부장기의 세포대사가 이루어지지 않고 고혈압, 고혈당 상태가 됩니다. 또한 활성산소의 발생이 증가하게 되어 암의 발생을 유도하게 됩니다.

Q. 해독법이 고혈압을 치료하는 이유를 설명해 주세요.

A. 중금속은 대뇌나 신경, 신장, 유방과 같이 지방으로 이루어진 조직에 축적되기 때문에 다발성경화증, 우울증과 같은 신경질환이나 혈압을 조절하는 신장과 관련된 질병을 일으킵니다. 합성화학물질도 지방조직에 축적되기 때문에 일차적으로 신경과 신장, 혈압 관련 질환을 유발합니다.

또한 중금속과 합성화학물질에 의해 혈관이 굳어지고 탄력성이 떨어지게 됩니다. 혈관은 고무줄같이 탄력성이 뛰어나, 혈액량이 증가한다고 바로 혈압이 오르지는 않습니다. 하지만 합성화학물질에 의해 혈관이 굳어지게 되면 혈압이 오르는 것입니다. 따라서 중금속과 합성화학물질의 유입을 차단하고, 적극적으로 해독하고, 혈관의 탄력성을 회복시키는 것이 혈압의 치료에 무엇보다 중요합니다.

Q. 해독법이 당뇨병을 치료하는 이유를 설명해 주세요.

A. 인슐린을 생성하는 췌장이 약해져 기능을 하지 못하는 이유는 가공식품, 합성약품, 플라스틱, 살충제 등 일상생활에서 수시로 접하는 합성화학물질에 의해 우리 인체의 면역체계가 약해지기 때문입니다. 특히 가공식품을 통해 들어오는 트랜스지방은 세포의 문을 닫게 하므로 인슐린이 제 기능을 하지 못하게 하는 주범입니다.

따라서 당뇨병을 치료하기 위해서는 트랜스지방과 합성화학물질의 유입을 차단하고, 축적된 트랜스지방과 합성화학물질을 적극적으로 해독하는 것이 무엇보다 중요합니다.

20. 해독치료법에 대한 질문

Q. 땀내기는 허약하거나 심장이 약한 환자분에게는 이용할 수 없다고 하였습니다. 그 이유를 알고 싶습니다.

A. 일반적으로 땀이 나려면 심장이 흥분해야 하고, 체온이 올라야 하고, 숨이 빨라져야 하고, 땀구멍이 열려야 하고, 전해질과 수분이 배출되어야 합니다. 따라서 땀내기는 심장과 폐를 약하게

하고, 기운을 빠지게 하고, 빈혈과 허혈성 졸도를 일으키기도 합니다. 그러므로 심장과 폐가 약하거나 평소에 탈수경향이 있거나 허약한 경우에는 문제가 발생하기 쉬우므로 이용하지 않는 것이 좋습니다.

Q. 물 많이 마시기의 해독법에 단점이 있다고 하였습니다. 그 단점을 알고 싶습니다.

A. 소변으로 독소를 배출할 때는 늘어난 수분과 신장으로의 독소 집중현상이 신장의 해독활동량을 증가시키므로, 신장을 피곤하게 만들 수도 있습니다. 다시 말해서, 독소를 피부와 장으로 배출하지 않고 소변으로 배출하면, 피부와 장으로는 독소가 가지 않고 신장으로 독소가 많이 가게 되므로 상대적으로 신장이 약해질 수 있다는 것입니다. 신장이 작용하는 혈관 내의 부분은 인체의 안이 되고 피부와 장은 인체의 밖과 만나는 부분이 되므로, 피부와 장을 이용한 독소배출이 독소의 체내 유입을 막는 역할도 하고, 독소가 체내에 머무르는 시간도 줄이므로, 물 많이 마시기의 해독법보다 땀빼기와 대변으로 배설하기의 해독법이 인체에 더욱 좋을 수 있습니다.

또한 소화력이 나쁘거나 장의 흡수기능이 약하거나 냉증이 있는 경우에는 물을 마시기가 어렵습니다.

생일을 알면 해독이 보인다

Q. 해독주스와 유산균의 해독법에도 단점이 있다고 하였습니다. 그 단점을 알고 싶어요.

A. 해독주스와 효소식품 등을 섭취할 때 식이섬유가 과다하게 섭취될 수가 있으므로, 소화력이 약하거나 소화기에 질병이 있을 때는 소화장애를 유발할 수 있습니다. 소화력에 문제가 있을 경우나 에너지가 부족한 경우에는 이용하기 어려운 해독법입니다. 유산균은 장내 세균의 문제를 해결하는 방법이 될 수는 있지만, 장내 세균의 문제가 발생하는 이유는 세균의 양의 문제라기보다는 장내환경의 문제에서 유발되는 경우가 많습니다. 대표적인 것이 복부의 심부온도입니다. 복부의 심부온도가 정상화되면 장내 세균의 정상화는 저절로 이루어집니다. 식사를 잘하면 저절로 대변이 좋아지는 경우를 종종 볼 수 있습니다. 그러므로 장내세균의 회복을 위해서는 배를 따뜻하게 해주거나 올바른 식사를 하는 것이 우선일 수 있습니다.

·생일체질·

생일을 알면
해독이 보인다

초판 1쇄 인쇄 2015년 11월 27일
초판 1쇄 발행 2015년 12월 03일

지은이 이주연
펴낸이 김양수
표지 본문 디자인 이정은   교정교열 이은영

펴낸곳 도서출판 맑은샘   출판등록 제2012-000035
주소 경기도 고양시 일산서구 중앙로 1456(주엽동) 서현프라자 604호
대표전화 031.906.5006   팩스 031.906.5079
이메일 okbook1234@naver.com   홈페이지 www.booksam.co.kr

© 이주연, 2015

ISBN 979-11-5778-087-7 (04510)
ISBN 979-11-5778-080-8 (SET)